呼吸内科临床护理实践

孔爱华　著

汕頭大學出版社

图书在版编目(CIP)数据

呼吸内科临床护理实践 / 孔爱华著. -- 汕头 ： 汕
头大学出版社，2021.1
ISBN 978-7-5658-4231-3

Ⅰ．①呼… Ⅱ．①孔… Ⅲ．①呼吸系统疾病－护理
Ⅳ．①R473.56

中国版本图书馆CIP数据核字(2020)第261277号

呼吸内科临床护理实践

HUXI NEIKE LINCHUANG HULI SHIJIAN

作　　者	孔爱华
责任编辑	胡开祥
责任技编	黄东生
封面设计	钟晓图
出版发行	汕头大学出版社
地　　址	广东省汕头市大学路 243 号汕头大学校园内　　邮政编码:515063
电　　话	0754-82904613
印　　刷	廊坊市海涛印刷有限公司
开　　本	710 mm×1000 mm　1/16
印　　张	7.75
字　　数	200 千字
版　　次	2021 年 1 月第 1 版
印　　次	2024 年 8 月第 1 次印刷
定　　价	58.00 元

ISBN 978-7-5658-4231-3

前　言

　　大气污染、吸烟、理化因子、生物因子吸入以及人口老龄化等多种因素引起呼吸系统疾病的发病率不断增加，呼吸系统疾病引起的死亡在各类疾病中也居于前列，给家庭和社会也带来了极大的负担，使得呼吸系统疾病的防治和研究工作显得尤为重要和迫切。

　　本书主要讲述了呼吸系统常见的治疗技术与常见病诊治，如呼吸重症疾病的治疗技术、药物和雾化吸入治疗等治疗技术，还分章节讲述了肺炎、支气管哮喘等内容，内容新颖，实用性强。

　　在本书编写过程中，参考了很多专家的资料，在此深表感谢，由于时间仓促，书中难免有不足之处，敬请读者批评指正。

目　录

第一章 概 述

呼吸系统疾病是危害我国人民健康的常见病、多发病，已经构成影响公共健康的重大问题。随着医学科学的发展，呼吸系统疾病的诊疗技术、呼吸支持技术、呼吸系统慢性病管理技术、呼吸系统疾病患者的护理与康复技术等方面均取得了明显的成就。近年来，由于多种因素的影响，肺癌已成为我国大城市居民的首位高发恶性肿瘤；而慢性阻塞性肺疾病、哮喘等疾病患病率居高不下。因此呼吸系统疾病的研究、防治及护理任务依然艰巨和迫切。

第一节 呼吸系统的结构和生理功能

呼吸系统主要包括呼吸道和肺。

一、呼吸道

呼吸道是气体进出肺的通道，以环状软骨为界分为上、下呼吸道。

（一）上呼吸道

由鼻、咽、喉构成。鼻具有温化、湿化以及过滤、清洁吸入气流的基本功能。咽是呼吸道与消化道的共同通路，吞咽反射有助于防止食物误吸到下呼吸道。喉是上、下呼吸道连接的部位，由甲状软骨和环状软骨（内含声带）等构成。环甲膜连接甲状软骨和环状软骨，是喉梗阻时进行环甲膜穿刺的部位。

（二）下呼吸道

由气管和各级细支气管组成。气管向下逐渐分为 23 级。气管在第 4 胸椎下缘（CT$_4$）分叉为左右主支气管（1级）。右主支气管较左主支气管粗、短而陡直，因此异物及吸入性病变（如肺脓肿）多发生在右侧，气管插管过深也易误入右主支气管。主支气管属于传导气道，向下逐渐分支为肺叶支气管（2级）、肺段支气管（3级）直至终末细支气管（16级）。下呼吸道自呼吸性细支气管（17级）开始才有气体交换功能。临床上将吸气状态下直径小于2mm，无软骨支撑的分支称为小气道。由于小气道管腔纤细，管壁菲薄，极易受压导致扭曲陷闭，故其有炎症时，极易因痉挛和黏液阻塞导致通气障碍。

（三）呼吸道的组织结构

气管和支气管壁主要由黏膜、黏膜下层和外膜构成，各层无明显分界。

1. 黏膜

黏膜表层几乎全部由纤毛柱状上皮细胞构成。纤毛柱状上皮细胞顶端的纤毛通过纤毛活动具有清除呼吸道分泌物及异物的作用。纤毛活动能力减弱可导致呼吸道防御功能下降。纤毛柱状上皮细胞间的杯状细胞与黏膜下的黏液腺分泌的黏液可阻挡灰尘和细菌。黏液分泌不足或分泌过量均会影响纤毛运动功能。

2. 黏膜下层

黏膜下层由疏松结缔组织构成，内含黏液腺和黏液浆液腺，其分泌物具有抑制外来病原微生物的作用。慢性炎症时，杯状细胞和黏液腺增生肥大，使黏膜下层增厚、黏液分泌增多、黏稠度增加。

3. 外膜

包括软骨、结缔组织和平滑肌。在大气管上，主要由软骨组织支撑管壁。随着支气管分支，软骨逐渐减少而平滑肌增多，至细支气管时软骨完全消失。在气管与主支气管处平滑肌仅存在于C形软骨缺口部，气道平滑肌的舒缩受神经和体液因素影响，是决定气道阻力的重要因素。

二、肺

（一）肺泡

是气体交换的主要场所，其周围含有丰富的毛细血管网，每个肺泡上有 1~2 个肺泡孔，可均衡肺泡间气体的含量。肺泡总面积约为 100 m^2，在平静状态下只有 1/20 的肺泡进行气体交换，因而具有巨大的呼吸储备力。

（二）肺泡巨噬细胞

由单核细胞演化而来，广泛分布于肺间质，可吞噬进入肺泡的微生物和尘粒，还可生成和释放多种细胞因子，这些因子在肺部疾病的发病过程中起着重要作用，如白细胞介素−1、氧自由基和弹力蛋白酶等活性物质。

（三）肺泡上皮细胞

主要分布在肺泡内表面，由两种细胞组成。①Ⅰ型细胞：又称小肺泡细胞，覆盖了约肺泡总面积的 95%。它与邻近的毛细血管内皮细胞紧密相贴，甚至两者基底膜融合为一，合称肺泡−毛细血管膜（呼吸膜）构成气血屏障，是肺泡与毛细血管间进行气体交换的场所。正常时此屏障厚度不足 1 μm，有利于气体的弥散，但在肺水肿和肺纤维化时其厚度增加，使气体交换速度减慢。Ⅰ型细胞无增殖能力，损伤后由Ⅱ型细胞增殖分化补充。②Ⅱ型细胞：可分泌表面活性物质，降低肺泡表面张力，稳定肺泡大小，防止肺泡塌陷或者过度膨胀。急性呼吸窘迫综合征的发病与肺泡表面活性物质缺乏有关。

（四）肺间质

指介于肺泡壁之间的组织结构。由弹力纤维、胶原纤维、网状纤维和其中的血管、淋巴管和神经构成，在肺内起着十分重要的支撑作用，使肺泡与毛细血管间的气体交换及肺的通气顺利进行。一些疾病会累及肺间质，引起免疫炎症反应，最终导致肺纤维化。

三、胸膜、胸膜腔及胸膜腔内压

胸膜分为脏层和壁层。脏层胸膜覆盖于肺表面，在肺门与壁层胸膜相连；壁层胸膜覆盖在胸壁内面。壁层胸膜分布有感觉神经末梢，脏层胸膜无痛觉神经，因此胸部疼痛是由壁层胸膜发生病变或受刺激引起的。胸膜腔是一密闭的潜在性腔隙，左右各一，互不相通，腔内有少量浆液，可减少呼吸时的摩擦，腔内为负压，有利于肺的扩张和静脉血回流入心。如胸膜腔内进入气体（如气胸），胸膜腔内负压减小，甚至转为正压，则可造成肺萎陷，影响呼吸及循环功能，甚至导致死亡。

四、肺的血液供应

肺有双重血液供应，即肺循环和支气管循环。

（一）肺循环

又称小循环，是肺的功能血液循环，执行气体交换功能，具有低压、低阻、高血容量等特点。血液由右心室搏出，经肺动脉干及其各级分支到达肺泡毛细血管进行气体交换，再经肺静脉进入左心房。缺氧能使小的肌性肺动脉收缩，形成肺动脉高压，是发生慢性肺源性心脏病的重要机制之一。

（二）支气管循环体

循环的支气管动、静脉与支气管伴行，营养各级支气管及肺。支气管静脉与动脉伴行，收纳各级支气管的静脉血，最后经上腔静脉回右心房。支气管动脉在支气管扩张症等疾病时可形成动-静脉分流，曲张的静脉破裂可引起大咯血。

五、肺的呼吸功能

呼吸指机体与外环境之间的气体交换，其全过程由三个同时进行且相互影响的环节组成，即外呼吸、气体在血液中的运输和内呼吸。外呼吸包括肺通气与肺换气，这两个过程是完成整个呼吸过程中最关键的一步，所以，一般将外呼吸简称为呼吸。

（一）肺通气

指肺与外环境之间的气体交换。通常用以下指标来衡量肺的通气功能。

1. 每分通气量

每分钟吸入或呼出的气体总量称每分通气量。在基础代谢情况下所测得的每分通气量称每分钟静息通气量；在尽力做深、快呼吸时，每分钟所能吸入和呼出的最大气体量称最大通气量。最大通气量是评价个体最大运动量或最大限度所能从事体力劳动的一项生理指标。

2. 肺泡通气量

每分钟进入肺泡进行气体交换的气量称为肺泡通气量，又称为有效通气量，是肺泡无效腔与解剖无效腔之和。在通气/血流比值正常的情况下，肺泡无效腔量极小，可忽略不计，故生理无效腔主要由解剖无效腔构成，正常成年人平静呼吸时约 150 ml（2 ml/kg），气管切开后无效腔气量减少 1/2，通气负荷减轻。

正常的肺泡通气量是维持动脉二氧化碳分压（$PaCO_2$）的基本条件，呼吸频率和深度会影响 V_A。浅而快的呼吸不利于肺泡通气；深而慢的呼吸可增加肺泡通气量，但同时也会增加呼吸做功。

（二）肺换气

指肺泡与肺毛细血管血液之间通过气血屏障（呼吸膜）以弥散的方式进行的气体交换。肺换气功能取决于空气通过肺泡膜的有效弥散、呼吸膜两侧的气体压差、充足的肺泡通气量和肺血流量以及恰当的通气/血流比值。肺换气功能障碍是造成低氧血症的常见原因。

1. 肺弥散量

指气体在 1 mmHg（1 mmHg = 0.133 kPa）压差下，每分钟经肺泡膜弥散的容量，反映肺换气的效率，正常值为 188 ml/（min·kPa）。常以 1 次呼吸法测定 CO 的弥散量（DL_{CO}）。DL_{CO} 受体表面积、体位、P_AO_2 等因素的影响。

2. 肺泡气-动脉血氧分压差 $[P_{(A-a)}O_2]$

反映肺泡膜氧交换状态，正常低于 15 mmHg，并与年龄呈正相关。

3. 通气/血流比值

是指每分钟肺泡通气量（V_A）和每分钟肺血流量（Q）的比值（V_A/Q）。

正常成年人安静时，V_A 约为 4.2 L/min，Q 约为 5 L/min，V_A/Q 为 0.84。比值增大意味着通气过度，血流相对不足，部分肺泡气体未能与血液气体充分交换；反之，比值减小则意味着通气不足，血流相对过多，混合静脉血中的气体不能得到充分更新。

六、呼吸系统的防御功能

(一) 气道的防御作用

主要由以下 3 个防御机制组成。①物理防御机制：通过鼻部的加温过滤和气道黏液-纤毛运载系统的作用完成。②神经防御机制：当有害因子刺激鼻黏膜、喉及气管时，可产生咳嗽反射、喷嚏反射和支气管收缩等，从而排除异物或微生物。③生物防御机制：如上呼吸道的正常菌群可对机体产生一定的防御作用。

(二) 肺泡的防御作用

①肺泡巨噬细胞：可清除肺泡、肺间质及细支气管的颗粒。②肺泡表面活性物质：主要由肺泡Ⅱ型细胞分泌，具有增强机体防御功能的作用。

(三) 气道-肺泡的防御作用

主要由分布于气道上皮、血管、肺泡间质、胸膜等处的淋巴组织通过细胞免疫和体液免疫发挥防御作用，以清除侵入机体的有害物质。

七、呼吸的调节

机体通过呼吸中枢、神经反射和化学反射完成对呼吸的调节，以达到提供充足的氧气、排出多余的二氧化碳及稳定内环境的酸碱平衡的目的。呼吸调整中枢位于脑桥，发挥限制吸气，促使吸气向呼气转换的功能，而基本呼吸节律产生于延髓。呼吸的神经反射调节主要包括肺牵张反射、呼吸肌本体反射及毛细血管旁感受器引起的呼吸反射。呼吸的化学性调节主要指动脉血、组织液或脑脊液中 O_2、CO_2 和 ［H^+］ 对呼吸的调节作用。缺氧对呼吸的兴奋作用是通过外周化学感受器，尤其是颈动脉体实现的。CO_2 对中枢和外周化学感受器都有作用。正常情况下，中枢化学感受器通过感受 CO_2 的变化进行呼吸调节。[H^+] 对呼吸的影响也是通过刺激外周化学感受器和中枢化学感受器来实现的，中枢化学感受器对 [H^+] 的敏感性较外周化学感受器高，但因氢离子不易透过血脑屏障，故血中 [H^+] 变化对呼吸影响的途径主要通过外周化学感受器。当 [H^+] 增高时，呼吸加深加快，肺通气量增加；反之，呼吸运动受抑制，肺通气量减少。

第二节　呼吸系统疾病的常见症状体征

一、咳嗽与咳痰

（一）咳嗽

咳嗽是呼吸道受刺激后引发的紧跟在短暂吸气后的一种保护性反射动作。通过咳嗽可将咽喉部、气管及大支气管内过多的分泌物或异物排出体外。一旦咳嗽反射减弱或消失，可引起肺不张和肺部感染，甚至窒息而死亡，但过于频繁且剧烈的咳嗽可诱发自发性气胸，甚至引起咳嗽性晕厥、肌肉损伤，骨质疏松的老年人可引起肋骨骨折。咳嗽分为干性咳嗽和湿性咳嗽，前者为咳嗽无痰或痰量很少的咳嗽，多见于急性咽喉炎、急性支气管炎、胸膜炎及肺结核初期等；后者伴有咳痰，常见于慢性支气管炎、支气管扩张症及肺脓肿等。不同的咳嗽时间、音色及伴随症状具有不同的临床意义。①咳嗽时间：突然发作的咳嗽，多见于刺激性气体所致的急性上呼吸道炎症及气管、支气管异物；长期反复发作的慢性咳嗽，多见于慢性呼吸系统疾病，如慢性支气管炎、慢性肺脓肿等；夜间或晨起时咳嗽加剧，多见于慢性支气管炎、支气管扩张、肺脓肿及慢性纤维空洞性肺结核等；左心衰竭常于夜间出现阵发性咳嗽。②咳嗽音色：金属音调的咳嗽多见于纵隔肿瘤、主动脉瘤或支气管肺癌压迫气管；犬吠样咳嗽多见于会厌、喉部疾病或异物吸入；嘶哑性咳嗽多见于声带炎、喉炎、喉结核、喉癌及喉返神经麻痹等。③伴随症状：咳嗽伴发热提示存在感染；咳嗽伴胸痛常表示病变已累及胸膜；伴呼吸困难可能存在肺通气和（或）肺换气功能障碍。

(二) 咳痰

咳痰是借助支气管黏膜上皮的纤毛运动、支气管平滑肌的，收缩及咳嗽反射，将呼吸道分泌物经口腔排出体外的动作。痰液的颜色、性质及痰量的改变具有重要的临床意义。白色黏液痰见于慢性支气管炎；黄绿色脓痰常为感染的表现；红色或红棕色痰常见于肺结核、肺癌、肺梗死出血时；铁锈色痰可见于肺炎球菌肺炎；红褐色或巧克力色痰考虑阿米巴肺脓肿；粉红色泡沫痰提示急性肺水肿；砖红色胶冻样痰或带血液者常见于克雷白杆菌肺炎；痰有恶臭是厌氧菌感染的特征。临床上一般将 24 h 痰量超过 100 ml 定为大量痰。痰量的增减反映感染的加剧或炎症的缓解，若痰量突然减少并伴体温升高，可能与支气管引流不畅有关。

引起咳嗽咳痰的病因很多，常见的致病因素如下。①感染因素：如上呼吸道感染、支气管炎、支气管扩张症、肺炎、肺结核等。②理化因素：误吸；支气管压迫；各种刺激性气体、粉尘的刺激。③过敏因素：过敏体质者吸入致敏原，如支气管哮喘、过敏性鼻炎。④其他因素：如胃食管反流、服用 β 受体拮抗剂或血管紧张素转换酶抑制药等。

二、肺源性呼吸困难

呼吸困难是指患者主观感觉空气不足、呼吸费力，客观表现为呼吸运动用力，可伴有呼吸频率、深度、节律的异常。肺源性呼吸困难是由于呼吸系统疾病引起通气和（或）换气功能障碍，造成机体缺氧和（或）二氧化碳潴留所致，根据临床特点不同将其分为吸气性、呼气性及混合性呼吸困难。①吸气性呼吸困难：以吸气困难为特点，表现为吸气时间延长，其发生与大气道的狭窄和梗阻有关，多见于喉头水肿、喉气管炎、肿瘤或异物引起的上呼吸道机械性梗阻。发生时常伴有干咳及高调吸气性哮鸣音，重者可出现"三凹征"，即胸骨上窝、锁骨上窝和肋间隙在吸气时凹陷。②呼气性呼吸困难：表现为呼气费力及呼气时间延长，常伴有哮鸣音，其发生与支气管痉挛、狭窄和肺组织弹性减弱导致肺通气功能下降有关。多见于支气管哮喘和慢性阻塞性肺疾病。③混合性呼吸困难：由于广泛肺部病变使呼吸面积减少，影响换气功能所致。此时，吸气与呼气均感费力，呼吸浅而快，常伴有呼吸音减弱或消失。临床上常见于重症肺炎、重症肺结核、大量胸腔积液和气胸等。

三、咯血

咯血是指喉及喉以下呼吸道及肺组织的出血并经咳嗽动作从口腔排出。咯血者常有胸闷、喉痒和咳嗽等先兆症状，咯出的血色多数鲜红，混有泡沫或痰，呈碱性，应注意与呕血相鉴别。咯血主要由呼吸系统疾病引起，也见于循环系统及其他系统疾病。我国引起咯血的最主要原因是肺结核、支气管扩张症和支气管肺癌。根据咯血程度分为：少量咯血（小于 100 ml/d）、中等量咯血（100～500 ml/d）、大量咯血（大于 500 ml/d，或一次大于 300 ml，或无论咯血量多少，只要出现窒息均为大咯血）。若大咯血时，患者出现情绪紧张、面色灰暗、胸闷及咯血不畅等，往往是窒息的先兆表现，应予以警惕。若出现表情恐怖、张口瞪目、双手乱抓、大汗淋漓、口唇甲床等发绀甚至意识丧失提示窒息已发生。咯血导致窒息常见于：①急性大咯血者；②极度衰弱无力咳嗽者；③情绪高度紧张者（极度紧张可导致声门紧闭或支气管平滑肌痉挛）；④应用镇静药或镇咳药使咳嗽反射受到严重抑制者。

四、胸痛

胸痛指胸部的感觉神经纤维受到某些因素（如炎症、缺血、缺氧、物理或化学因素等）刺激后，冲动传至大脑皮质的痛觉中枢而引起的局部疼痛。胸痛主要由胸部疾病引起，少数由其他疾病引起。呼吸系统疾病引起的胸痛最常见于胸膜炎、肺部炎症、肿瘤和肺梗死；非呼吸系统疾病引起的胸痛最常见于心绞痛和心肌梗死，胆石症和急性胰腺炎等腹部脏器疾病也可出现不同部位的胸痛。不同性质的胸痛提示不同的疾病。肺癌患者胸部呈闷痛或隐痛；带状疱疹患者沿肋间神经分布有成簇的水疱，并伴刀割样或触电样剧烈胸痛；胸膜炎患者胸部呈尖锐刺痛或撕裂样疼痛，在咳嗽或深呼吸时加重，屏气时减轻；屏气或剧烈咳嗽后突然发生的剧烈胸痛，常提示自发性气胸。

第三节　呼吸系统疾病的护理评估

在全面收集患者主、客观资料的基础上，应注意对呼吸系统疾病患者进行以下方面的护理评估。

一、健康史

（一）患病及诊疗经过

1. 患病经过

评估患者患病的起始时间、主要症状及伴随症状，如咳嗽、咳痰、呼吸困难、咯血、胸痛等的表现及其特点；询问有无诱因、症状加剧和缓解的相关因素或规律性等。

2. 诊治经过

询问患者曾做过何种检查，结果如何。曾用药物的名称或种类、用法、末次用药的时间及不良反应，是否为医生处方后用药及用药后症状改善情况；哮喘患者是否会正确使用吸入性药物等。患病期间有无采取特殊治疗方法，如慢性阻塞性肺疾病患者的长期氧疗。

3. 目前状况

评估患者生命体征是否平稳；患者目前主要的症状、体征及疾病变化；疾病对患者日常生活及自理能力造成的影响，如夜间频繁咳嗽、咳痰可影响睡眠质量；剧烈咳嗽易造成老年妇女压力性尿失禁；呼吸困难可影响患者日常进食、休息及排泄，甚至使其自理能力下降。

（二）既往史

评估患者既往健康状况，有无与呼吸系统疾病有关的疾病史，如过敏性疾病、麻疹、百日咳及心血管系统疾病等，是否有外伤史、手术史、食物及药物过敏史，是否接种卡介苗等。

（三）生活史

评估患者的年龄、性别、出生地和居住地的环境情况、生活条件及工作环境等，重点询问居住地是否长期处在污染环境中，如矿区、家庭或工作环境中是否有被动吸烟的情况；近期有无相关的传染病接触史。评估患者日常生活、工作、学习、睡眠等是否规律；患者日常的活动量及活动耐力能否胜任目前的工作，患病后角色功能、社会交往、性功能等是否发生改变。吸烟与呼吸系统疾病关系密切。应询问吸烟史、吸烟量及是否已戒烟或准备戒烟。

（四）家族史

评估患者直系亲属身体健康状况，有无与其患相同的疾病或传染病，如肺炎、支气管哮喘、肺癌、肺结核等。

二、身体状况

（一）一般状态

评估患者生命体征、营养状况、精神意识是否正常；有无皮肤及黏膜发绀或潮红；有无淋巴结肿大。大咯血的患者可出现周围循环衰竭，表现为脉搏加快、血压下降、呼吸急促，甚至休克。肺性脑病患者可有行为改变、精神症状和意识障碍。营养状况可根据患者的体重、体质指数、皮肤、毛发、肌肉、皮下脂肪等进行评估。

（二）头、颈部

评估患者有无鼻翼扇动、鼻旁窦压痛；牙龈、扁桃体、咽部有无充血、红肿及疼痛；颈静脉充盈状况；气管有无移位。

（三）胸部

视诊胸廓外形、呼吸运动、呼吸频率、深度及节律是否正常，肺气肿患者可呈桶状胸；肺炎、胸膜炎等引起胸式呼吸减弱而腹式呼吸增强；肺实变、肺癌、空洞型肺结核、肺气肿、胸腔积液、气胸等引起呼吸运动减弱或消失。触诊胸部有无语音震颤、胸膜摩擦感及胸廓扩张度异常，肺气肿引起双侧胸廓扩张度降低；大叶性肺炎实变期、空洞型肺结核、肺脓肿等引起语音震颤增强，肺气肿、大量胸腔积液、气胸等引起语音震颤减弱；胸膜炎症、肿瘤等引起胸膜摩擦感。叩诊肺界是否正常及胸部有无异常叩诊音，肺气肿、肺炎、肺水肿等引起肺下界移动范围减小，大量胸腔积液、积气等则肺下界及其移动范围不能叩出。听诊有无异常呼吸音、胸膜摩擦音、啰音及其分布，支气管扩张、肺结核、肺炎等出现局部湿啰音，急性肺水肿时则双肺满布湿啰音；支气管哮喘、慢性喘息型支气管炎等可出现双侧广泛分布的干啰音；纤维性胸膜炎、胸膜肿瘤等可有胸膜摩擦音。

（四）其他

如有无肝脾大、肝颈静脉回流征阳性。评估四肢有无杵状指（趾）等。

三、心理-社会状况

（一）疾病认知状况

患者对疾病的病因、病程、预后及健康保健是否了解。如慢性阻塞性肺疾病患者对影响疾病发生、发展知识的了解情况，肺结核患者对疾病转归的了解等。

（二）心理状况

是否因持续咳嗽、咳痰、呼吸困难等症状，导致患者失眠或产生不良情绪反应，是否因呼吸功能受损引起工作或活动能力下降，从而产生自卑、抑郁心理等。

（三）社会支持系统

了解患者的经济状况、家庭组成及教育背景等基本情况；了解患者的主要照顾者对其疾病的认知情况及关怀、支持程度；明确医疗负担水平、医疗费用的来源及出院后继续就医的条件，包括居住地有无比较完备的初级卫生服务体系等。

第二章　急性上呼吸道感染和急性气管－支气管炎

第一节　急性上呼吸道感染

急性上呼吸道感染是外鼻孔至环状软骨下缘包括鼻腔、咽或喉部急性炎症的总称，简称上感。常见病原体是病毒，少数是细菌。有一定传染性，通常预后良好。

本病发病无年龄、性别、职业及地区差异，免疫力低下者易感。全年皆可发病，但冬春季节多发，多散发，气候突变时可引起小规模流行。可通过患者喷嚏和包含病毒的飞沫传播，还可经污染的手和用具接触传播。致病的病原体种类繁多，机体感染后对其产生的免疫力较弱，不同亚型间无交叉免疫，故可多次反复发病。

【病因与发病机制】

急性上感70%~80%由病毒引起，主要包括鼻病毒、流感病毒、副流感病毒、冠状病毒、呼吸道合胞病毒、腺病毒、埃可病毒、柯萨奇病毒和麻疹病毒等。细菌引起者占20%~30%，可直接发生或继发于病毒感染后，以口腔定植菌溶血性链球菌最多见。传播途径和人群易感性也决定了接触病原体后发病与否，当机体或呼吸道局部防御力降低时（如淋雨、受凉、过度疲劳或气候突变等），致使原已存在或从外界侵入的病毒或细菌迅速繁殖引起本病。

【临床表现】

(一) 症状和体征

1. 普通感冒

俗称"伤风"，又称急性鼻炎或上呼吸道卡他，由病毒感染所致。常急性起病，早期症状以鼻部卡他症状为主，可有喷嚏、鼻塞、流清水样涕，初期也可有咽部不适、咽干、咽痒或烧灼感。2~3 d 后变稠涕，可伴咽痛、呼吸不畅、流泪、声嘶、味觉迟钝等，有时由于咽鼓管炎可出现听力减退。严重者有发热、轻度畏寒和头痛等。如无并发症，一般 5~7 d 可痊愈。体检可见鼻腔黏膜充血、水肿、有分泌物及咽部轻度充血。

2. 急性病毒性咽炎和喉炎

急性病毒性咽炎由鼻病毒、流感病毒、副流感病毒、腺病毒及呼吸道合胞病毒等引起，以咽痒和灼热感为特征，咽痛不明显，咳嗽少见。急性病毒性喉炎多由流感病毒、副流感病毒及腺病毒等引起，以明显声嘶、说话困难、咳嗽伴咽痛为特征，可伴发热。体检可见咽喉部充血、水肿，局部淋巴结轻度肿大伴触痛，有时可闻及喉部喘息声。

3. 急性疱疹性咽峡炎

好发于夏季，儿童多见，由柯萨奇病毒 A 所致。临床表现为明显咽痛和发热，病程 1 周左右。体检可见咽部充血，软腭、咽、腭垂与扁桃体表面有白色疱痛及浅溃疡，周围有红晕。

4. 急性咽结膜炎

好发于夏季，由游泳传播，儿童多见，常由腺病毒及柯萨奇病毒等引起。临床表现为发热、咽痛、畏光、流泪等，病程 4~6 d。体检可见咽及结膜明显充血。

5. 急性咽-扁桃体炎

病原体多是溶血性链球菌，其次是流感嗜血杆菌、葡萄球菌和肺炎链球菌等。起病急，表现为明显咽痛、发热、畏寒，体温可达 39 ℃以上。体检可见咽部充血明显，扁桃体充血、肿大，表面有黄色脓性分泌物，颌下淋巴结肿大、压痛。

（二）并发症

少数患者可并发急性鼻窦炎、气管-支气管炎及中耳炎。以咽炎为主要表现的上呼吸道感染，部分患者可继发溶血性链球菌所致的风湿热、肾小球肾炎，少数患者可并发病毒性心肌炎。

【实验室及其他检查】

（一）血常规检查

病毒感染时白细胞计数正常或偏低，淋巴细胞比例升高。细菌感染时白细胞计数和中性粒细胞增多，并有核左移现象。

（二）病原学检查

由于病毒种类繁多，且明确类型对治疗无明显帮助，临床上一般不开展普通感冒病原学检查。细菌培养可判断细菌类型，并做药物敏感试验以指导临床用药。免疫荧光法、病毒分离鉴定或病毒特异抗原及其基因检测等方法有利于判断病毒类型。

【诊断要点】

根据鼻咽部症状、体征，结合血常规及阴性的胸部 X 线检查可做出临床诊断。必要时可借助病毒分离、病毒特异抗原及其基因检测，或细菌培养等明确病原体。并在排除过敏性鼻炎、流行性感冒、急性气管-支气管炎及急性传染病前驱症状等疾病的前提下确诊。

【处理原则】

目前尚无特效药物，以对症治疗为主，辅以中医治疗，同时注意休息、适当补充水分、保持室内空气流通，并防治继发细菌感染。

（一）病因治疗

普通感冒不必使用抗生素，如有细菌感染证据，可尝试经验性选用口服青霉素、一代头孢菌素、大环内酯类抗生素。对于无发热、免疫功能正常、发病在 2 d 之内的病毒感染者一般无须使用抗病毒药，而对于免疫缺陷的病毒感染者，可早期常规使用抗病毒药。广谱抗病毒药利巴韦林和奥司他韦对流感病毒、副流感病毒及呼吸道合胞病毒等均有较强的抑制作用，可缩短病程。

（二）对症治疗

头痛、发热、全身肌肉酸痛者给予解热镇痛药。急性咳嗽、鼻后滴漏和咽干的患者可给予伪麻黄碱以减轻鼻部充血，也可局部滴鼻。咽痛患者可口含清咽滴丸等药或雾化治疗。干咳明显的患者可用喷托维林等镇咳药。小儿感冒忌用阿司匹林，以防瑞氏综合征。

（三）中医治疗

可辨证选用清热解毒或辛温解表及有抗病毒作用的中药，如板蓝根、小柴胡冲剂等，能改善症状以缩短病程。

【护理诊断/问题】

（一）疼痛：咽痛、头痛

与病毒、细菌感染有关。

（二）体温过高

与病毒、细菌感染有关。

（三）潜在并发症

鼻窦炎、气管-支气管炎、肺炎、心肌炎、风湿热、肾小球肾炎等。

【护理措施】

(一) 一般护理

1. 环境与休息

保持室内温、湿度适宜和空气流通，室温保持在 18~20 ℃，湿度保持在 55%~60% 为宜。症状较轻者适当休息，病情较重或年老体弱者以卧床休息为主。

2. 饮食护理

给予易消化、富含维生素清淡食物，避免刺激性食物，保证总热量摄入。进食后漱口或按时给予口腔护理，防止口腔感染。发热者适当增加饮水量。戒烟、酒。

3. 防止交叉感染

密切接触会有传播的可能，故应注意相对隔离，减少探视，戴口罩、勤洗手，避免交叉感染。指导患者咳嗽或打喷嚏时应避开他人，使用双层纸巾捂住口鼻并集中焚烧。患者使用的餐具、痰盂等用物按规定及时消毒。

(二) 病情观察

密切观察患者生命体征及主要症状，尤其是体温、咳嗽、咳痰与咽痛等变化，并做好相关记录，警惕并发症的发生。

(三) 症状体征护理

高热患者及时给予降温，一般用物理降温，必要时遵医嘱使用药物降温，使用降温措施 30 min 后应观察并记录降温效果。出汗后及时温水擦浴、更换衣服和床单。

(四) 用药护理

遵医嘱用药并注意观察药物的不良反应。从事驾驶、高空作业或操作精密仪器等行业人员应慎用含有马来酸氯苯那敏或苯海拉明的抗感冒药，因其可导致神经功能一过性紊乱和注意力不集中等。

（五）心理护理

给予患者心理支持，使其尽快适应环境，消除紧张感。对年幼或年老体弱者，嘱家属多陪伴，减轻患者心理负担。

（六）健康教育

1. 疾病知识指导

向患者及家属介绍疾病相关知识。指导患者采取适当的措施避免疾病传播，防止交叉感染。遵医嘱用药。出现以下情况应及时就诊：①经药物治疗症状无缓解；②出现耳痛、耳鸣、外耳道流脓等中耳炎症状；③恢复期出现心悸、眼睑水肿、关节疼痛或腰酸等。

2. 疾病预防指导

饮食生活规律、劳逸结合、加强锻炼、改善营养、提高机体抵抗力、避免受凉等有助于降低易感性，是预防上呼吸道感染的最好方法。勤洗手是减少感冒的有效方法。流行或高发季节避免出入人多的公共场合。

第二节　急性气管-支气管炎

急性气管-支气管炎是由生物、理化刺激或过敏等因素引起的急性气管-支气管黏膜炎症。多散发，无流行性，年老体弱者易感。常在寒冷季节或气候突变时发病，也可由上呼吸道感染迁延不愈引起，临床主要表现为咳嗽与咳痰。多数患者预后良好，少数体质弱者可迁延不愈，应引起重视。

【病因与发病机制】

（一）感染病原体

与上呼吸道感染病原体相似。

（二）理化因素

过冷空气、粉尘及刺激性气体或烟雾（如氨气、氯气、二氧化氮、二氧化硫等）吸入。

（三）变态反应

机体对吸入真菌孢子、花粉、有机粉尘、动物毛皮及排泄物等过敏，寄生虫（如钩虫、蛔虫的幼虫）在肺内移行，或对细菌蛋白质过敏等。

【临床表现】

（一）症状

起病较急，常先有鼻塞、咽痛、流涕、声音嘶哑等急性上呼吸道感染症状，继之出现咳嗽、咳痰，开始为频繁干咳或少量黏痰，2~3 d后痰量增多并转为黏液脓痰，偶伴痰中带血，咳嗽加剧。全身症状一般较轻，可有低至中度发热伴乏力等，多在3~5 d后恢复正常。咳嗽与咳痰可延续2~3周，吸烟者更久，迁延不愈可演变成慢性支气管炎。累及气管可在深呼吸和咳嗽时感胸骨后疼痛；伴支气管痉挛时可出现胸闷和气促。

（二）体征

无明显阳性体征或两肺呼吸音粗，可闻及散在干、湿啰音，咳嗽后啰音部位、性质可改变或消失。支气管痉挛时可闻及哮鸣音。

【实验室及其他检查】

（一）血常规检查

病毒感染时，周围血白细胞计数多正常。由细菌感染引起者，白细胞和中性粒细胞增多，红细胞沉降率加快。

（二）痰涂片或培养

可见致病菌。

（三）胸部 X 线检查

大多正常或肺纹理增粗。

【诊断要点】

根据病史，起病较急，常有咳嗽与咳痰等呼吸道症状，两肺散在干、湿啰音等体征，结合 X 线胸片和血常规可做出临床诊断。进行病原学检查有助于病因诊断。

【处理原则】

(一) 病因治疗

避免吸入冷空气、粉尘及刺激性气体或烟雾等，及时用药控制气管–支气管炎症。一般咳嗽 10 d 以上，细菌、肺炎衣原体、支原体或鲍特菌等感染的概率较大。有细菌感染证据时使用抗生素治疗，可首选新大环内酯类抗生素或青霉素类药物，亦可选用头孢菌素或喹诺酮类等药物，或根据细菌培养和药敏试验结果指导用药。美国疾控中心推荐服用阿奇霉素 5 d，克拉霉素 7 d 或红霉素 14 d。口服给药为主，必要时可经肌内或静脉给药。

(二) 对症治疗

①镇咳、祛痰：剧烈干咳者，可选用右美沙芬、喷托维林等镇咳；咳嗽并有痰不易咳出者，可选用溴己新、盐酸氨溴索、桃金娘油化痰，也可给予雾化治疗帮助祛痰，还可选用兼顾镇咳和化痰的复方甘草合剂等中成药。②平喘：喘息时加用平喘药。③退热：发热者给予解热镇痛药。

【护理诊断/问题】

(一) 清理呼吸道无效

与呼吸道感染、痰液黏稠有关。

(二) 气体交换受损

与炎症、过敏等引起支气管痉挛有关。

（三）疼痛：胸痛

与咳嗽、炎症有关。

（四）体温过高

与细菌、病毒感染有关。

第三章　支气管扩张症

支气管扩张症多继发于急、慢性呼吸道感染和支气管阻塞后，反复发生支气管炎症，致使气管壁结构破坏，引起支气管异常和持久性扩张。多见于儿童和青年。患者多有童年麻疹、百日咳或支气管肺炎病史。临床特点为慢性咳嗽、咳大量脓痰和（或）反复咯血。近年来本病发病率有减少趋势。预后取决于支气管扩张的范围和有无并发症。

【病因与发病机制】

支气管扩张症可分为先天性与继发性两种，先天性较少见，继发性支气管扩张症发病中的关键环节是支气管-肺组织感染与支气管阻塞的相互影响。引起感染常见的病原体包括细菌［铜绿假单胞菌、流感嗜血杆菌、肺炎克雷白杆菌、卡他莫拉菌、金黄色葡萄球菌、分枝杆菌（非结核分枝杆菌）］、真菌（荚膜组织胞浆菌）、病毒（腺病毒、流感病毒、单纯疱疹病毒、麻疹病毒、百日咳病毒等）。有些支气管扩张症患者无明显病因，但弥漫性支气管扩张常发生于存在遗传、免疫或解剖缺陷的患者，以及大气管-支气管症、变态反应性支气管肺曲菌病等常见疾病的少见并发症。局灶性支气管扩张可源自未进行治疗的肺炎或阻塞，如异物、肿瘤、外源性压迫或肺叶切除后解剖移位。

上述疾病会损伤宿主气道清除机制和防御功能，易发生感染和炎症。细菌反复感染可使气道内因充满含有炎性介质和病原菌的黏稠液体而逐渐扩大，形成瘢痕和扭曲。水肿、炎症和新血管形成使支气管壁变厚。周围间质组织和肺泡的破坏导致肺组织纤维化、肺气肿，或二者兼有。支气管扩张发生于有软骨的支气管近端分支，支气管管壁软骨、肌肉和弹性组织被破坏并被纤维组织替代，进而形成三种不同类型：柱状扩张、囊状扩张、不规则扩张。继发于支气管肺组织感染病变的支气管扩张多见于下肺，继发于肺结核者则多见于上肺。

【临床表现】

（一）症状

1. 咳嗽、咳痰

主要症状为持续或反复的咳嗽、咳痰，咳大量脓痰。患者晨起和晚上入睡前常发生阵发性咳嗽、咳脓痰，痰量与体位改变有关。其严重程度可用痰量估计：轻度，少于 10 ml/d；中度，10~150 ml/d；重度，多于 150 ml/d。感染急性发作时，黄绿色脓痰明显增多，每天可达数百毫升。收集痰液并于玻璃瓶中静置后可出现分层现象：上层为泡沫，下悬脓性成分，中层为混浊黏液，底层为坏死组织沉淀组织。但目前这种典型的痰液分层表现较少见。合并有厌氧菌感染时痰液有恶臭味。

2. 呼吸困难和喘息

有广泛的支气管扩张或有潜在的慢性阻塞性肺疾病时患者会出现不同程度的呼吸困难和喘息。

3. 反复咯血

半数患者可发生不同程度的反复咯血，可为痰中带血或大量咯血，当小动脉被侵蚀或增生的血管被破坏时常导致大咯血。咯血量有时与病情严重程度、病变范围并不完全一致。部分患者仅以反复咯血为唯一症状，临床称为"干性支气管扩张症"，常见于结核性支气管扩张或引流良好的上叶支气管。

4. 反复肺部感染及中毒症状

病变累及周围肺实质出现肺炎，并表现为同一肺段反复发生肺炎且迁延不愈。大量脓痰排除后，症状可有所缓解。可出现发热、乏力、食欲缺乏、消瘦、贫血等全身中毒症状。反复感染可影响儿童的生长发育。

（二）体征

早期或干性支气管扩张症无明显异常的肺部体征。听诊闻及湿啰音是支气管扩张症的特征性表现，以肺底部最多见。有时可闻及哮鸣音。病变严重尤其是伴有慢性缺氧、肺源性心脏病（肺心病）和右心衰竭的患者可出现杵状指（趾）。

【实验室及其他检查】

（一）影像学检查

1. 胸部 X 线检查

疑诊时应首先进行胸部 X 线检查。囊状支气管扩张的气道表现为显著的囊腔，腔内可存在气液平面。由于受累肺实质通气不足、萎陷，扩张的气道常聚拢，纵切面可表现为"双轨征"，横切面表现为"环形阴影"。该检查对判断有无支气管扩张缺乏特异性。

2. 胸部 CT 检查

确诊支气管扩张的影像学检查为支气管碘脂质造影，但因其为有创性检查，目前已被高分辨 CT（HRCT）所取代。HRCT 可在横断面上清楚地显示扩张的支气管，现已成为支气管扩张的主要诊断方法。

（二）纤维支气管镜检查

无须常规行该检查，但有助于发现患者的出血部位或阻塞原因，当支气管扩张呈局灶性且在段支气管上端时，可呈弹坑样改变。

（三）其他检查

肺功能测定、痰液检查、痰涂片染色、痰细菌培养及免疫功能检查等。

【诊断要点】

根据慢性咳嗽、反复咳脓痰、咯血病史和有诱发支气管扩张的呼吸道反复感染病史，结合临床表现及 HRCT 显示支气管扩张的异常影像学改变等综合分析，可明确诊断。

【处理原则】

（一）治疗基础疾病

对活动性肺结核伴支气管扩张者应积极抗结核治疗，低免疫球蛋白血症者可使用免疫球蛋白替代治疗。

（二）控制感染

出现急性感染征象时需应用抗生素。可根据痰培养和药敏试验结果指导选择抗生素。细菌检查结果未报告之前，可给予经验治疗（如氨苄西林、阿莫西林或头孢克洛）。厌氧菌混合感染者，联合使用甲硝唑或替硝唑；铜绿假单胞菌感染时，可选用喹诺酮类、氨基糖苷类或第三代头孢菌素类药物。慢性咳脓痰者，可口服阿莫西林或吸入氨基糖苷类抗生素，或较长疗程间断并规则使用单一抗生素或轮换使用不同抗生素。

（三）改善气流受限

使用支气管扩张药可改善气流受限，对伴有气道高反应及可逆性气流受限者疗效明显。

（四）清除气道分泌物

应用祛痰药、振动、拍背、体位引流及雾化吸入重组脱氧核糖核酸酶等胸部物理治疗方法促进气道分泌物清除。

（五）咯血的治疗

可使用小量镇静、镇咳药，年老体弱者慎用强镇咳药，防止呼吸中枢和咳嗽反射受抑制。①少量咯血：对症治疗或口服卡巴克洛、云南白药。②中等量咯血：垂体后叶素或酚妥拉明静脉给药。③大量咯血或咯血不止：首先应保证气道通畅，改善氧合状态。首选药物是垂体后叶素，内科治疗无效，必要时考虑介入栓塞治疗或外科手术治疗。

（六）支持治疗

对大量咳痰、咯血等患者给予营养支持、输血等治疗。

（七）外科治疗

经充分的内科治疗后仍反复发作或反复人咯血且病变局限者，可考虑外科手术切除病变组织。必要时可考虑肺移植。

【护理诊断/问题】

（一）清理呼吸道无效

与呼吸道大量黏稠脓痰和无效咳嗽有关。

（二）营养失调：低于机体需要量

与慢性感染迁延不愈导致机体消耗和咯血有关。

（三）焦虑

与疾病迁延、个体健康受损有关。

（四）潜在并发症

大咯血、窒息。

【护理措施】

（一）一般护理

1. 环境与休息

保持病房内空气流通，维持适宜的温、湿度，注意保暖。急性感染或病情严重者应卧床休息，指导患者缓解期可做呼吸锻炼操和适当的体育锻炼，以增强机体抵抗力。

2. 饮食护理

给患者提供高热量、高蛋白、富含维生素和纤维素的食物，少量多餐。避免过冷、过热、油炸、辛辣食物诱发咳嗽，引起咯血。指导患者在咳嗽后及进食前后漱口，以保持口腔清洁，增进食欲。鼓励患者多饮水，每天在 1500 ml 以上，以提供充足的水分，利于稀释并排出痰液。

（二）病情观察

观察并记录痰液的量、颜色、性质、气味及与体位的关系，痰液静置后有无分层现象。密切观察患者咯血的量、颜色、性质及出血速度。观察并记录生命体征及意识状态的变化。病情严重者还需观察患者缺氧情况，是否出现发绀、气促等表现。注意评估患者有无消瘦、贫血等全身症状。

（三）症状体征护理

1. 咳嗽、咳痰

（1）有效咳嗽、气道湿化、胸部叩击、机械吸痰。

（2）体位引流：其效果与需要引流部位所对应的体位有关。①引流前准备：评估患者耐受程度，向患者解释其目的、过程和注意事项，监测生命体征，听诊肺部以明确病变部位。引流前 15 min 遵医嘱使用支气管扩张药（有条件可使用雾化吸入或手按定量吸入器）。备好排痰用一次性容器或纸巾。②引流体位：引流体位的选择取决于分泌物潴留部位和患者的耐受程度，原则上抬高病灶位置，使引流支气管开口向下。③引流时间：依据病变部位、病情和患者状况，每天 1~3 次，每次 15~20 min，早晨清醒后立即进行效果最佳。一般在餐前 1 h 或餐后 1~2 h 进行，以预防胃食管反流、恶心、呕吐等不良反应。④引流的观察：引流时需有护士或家属协助，观察患者有无头晕、疲劳、出汗、脉搏细弱、面色苍白等表现，如患者心率超过 120 次/分、心律失常、高血压、低血压、眩晕或发绀，应立即停止引流并通知医生。⑤引流的配合：在体位引流的过程中，鼓励并指导患者做腹式呼吸，辅以胸部叩击或震荡等排痰措施。协助患者在保持引流体位时进行咳嗽，也可取坐位以产生足够的气流促进排痰，提高引流效果。⑥引流后护理：体位引流结束后，协助患者取舒适体位，漱口。观察患者咳痰情况，听诊肺部呼吸音的变化，评价并记录体位引流的效果。

2. 大咯血、窒息

（1）休息与体位：小量咯血患者以静卧休息为主，大量咯血患者应绝对卧床休息，尽量避免搬动患者。协助患者取患侧卧位，可防止病灶向健侧扩散并有利于健侧肺通气。

（2）饮食与排泄：大量咯血患者应禁食；小量咯血患者宜进食少量温、凉流质食物，避免过冷或过热食物诱发或加重咯血。多饮水，多食纤维素丰富食物，以保持排便通畅，避免用力排便使回心血量增加、肺循环压力增高而诱发咯血。

（3）对症护理：安排专人护理并安慰患者，防止患者因过度紧张、恐惧而屏气至声门痉挛。咯血后及时用清水漱口或行口腔护理，防止因口咽部异物刺激引起剧烈咳嗽而诱发咯血。及时擦净血迹，清理患者咯出血块及污染的衣物、被褥等，促进患者舒适，增加安全感。对精神极度紧张、剧烈咳嗽者，可遵医嘱给予小剂量镇静药或镇咳药。

（4）保持呼吸道通畅：嘱患者将气管内痰液和积血轻轻咳出，痰液黏稠无力咳出者可吸痰。重症患者在吸痰前后适当提高吸氧浓度，以防吸痰引起低氧血症。咯血时轻拍健侧背部，嘱患者不要屏气，以免诱发喉头痉挛，使血液流出不畅形成血块，导致窒息。

（5）用药护理：垂体后叶素可使小动脉收缩，减少肺血流量从而减轻咯血。但同时也能引起冠状动脉收缩及子宫、肠道平滑肌收缩，故孕妇、高血压和冠心病、心力衰竭患者忌用。静脉滴注时速度勿过快，避免出现面色苍白、出汗、心悸、胸闷、腹痛、水样腹泻等不良反应。年老体弱患者使用镇静和镇咳药后，需密切观察呼吸中枢和咳嗽反射受抑制情况，尽早发现因呼吸抑制导致的呼吸衰竭及不能咯出血块导致的窒息。

（6）病情观察：密切观察患者咯血的特点、生命体征及意识变化，有无窒息征象，有无阻塞性肺不张、肺部感染及休克等并发症的表现。

（四）用药护理

遵医嘱使用抗生素、祛痰药、支气管扩张药与止血药等药物，指导患者熟悉药物的剂量、用法、疗效及不良反应等。

（五）心理护理

正确认识疾病，保持心情舒畅，树立信心。向患者说明精神紧张等不良情绪可诱发或导致疾病加重，及时给予心理疏导与支持。

【健康教育】

（一）疾病知识指导

帮助患者及家属了解疾病发生、发展、治疗及护理过程；指导患者自我监测病情，学会识别病情变化的征象，一旦发现症状加重，应及时就诊。强调清除痰液对减轻症状、预防感染的重要性，告知患者不自行服用抗菌药物，指导患者及家属学习和掌握有效咳嗽咳痰、胸部叩击、雾化吸入和体位引流排痰的方法，长期坚持，以控制病情发展。

（二）疾病预防指导

支气管扩张症与感染密切相关，应积极防治呼吸道感染性疾病，注意保暖，避免受凉，预防感冒，减少刺激性气体吸入。

第四章　肺　炎

第一节　肺炎概述

肺炎指肺泡、远端气道和肺间质的炎症，可由病原微生物、理化因素、免疫损伤、过敏及药物所致。最常见的肺炎是细菌性肺炎，也是最常见的感染性疾病之一。社区获得性肺炎与医院获得性肺炎每年发病率分别约为 12/1000（人口）和 5~10/1000（住院患者）。近年来，尽管新的强力抗生素和有效的疫苗不断投入临床应用，但其发病率和病死率并没有降低，甚至有上升趋势，其原因与社会人口老龄化、吸烟、伴有基础疾病和免疫功能低下、病原体变迁、医院获得性肺炎发病率增高、病原学诊断困难、不合理使用抗生素导致细菌耐药性增加，尤其是多耐药病原体增加等有关。

【病因与分类】

正常的呼吸道免疫防御机制使气管隆凸以下的呼吸道保持无菌。是否发生肺炎取决于两方面因素：病原体和宿主因素。若病原体数量多、毒力强和（或）宿主呼吸道局部和全身免疫防御系统损害，即可导致肺炎。感染是最常见病因，如细菌、病毒、真菌、寄生虫等，还有理化因素、免疫损伤、过敏及药物等因素。病原体可经空气吸入、血行播散、邻近感染部位蔓延及上呼吸道定植菌的误吸途径引起社区获得性肺炎，医院获得性肺炎还可经误吸胃肠道的定植菌和经人工气道吸入致病菌引起。

（一）按病因分类

病因学分类对肺炎的治疗有决定性意义。

1. 细菌性肺炎

是最常见的肺炎，如肺炎链球菌、金黄色葡萄球菌、甲型溶血性链球菌等需氧革兰阳性球菌；肺炎克雷白杆菌、铜绿假单胞菌、流感嗜血杆菌等需氧革兰阴性杆菌；棒状杆菌、梭形杆菌等厌氧杆菌。

2. 病毒性肺炎

由冠状病毒、腺病毒、呼吸道合胞病毒、麻疹病毒、流感病毒、巨细胞病毒等引起。

3. 非典型病原体所致肺炎

由支原体、衣原体和军团菌等引起。

4. 肺真菌病

由白念珠菌、曲菌、毛菌、隐球菌、肺孢子菌等引起。

5. 其他病原体所致肺炎

由立克次体（如 Q 热立克次体）、弓形虫（如鼠弓形虫）、原虫（如卡氏肺囊虫）、寄生虫（如肺包虫、肺吸虫、肺血吸虫）等引起。

6. 理化因素所致肺炎

放射性损伤可引起放射性肺炎；胃酸吸入可引起化学性肺炎，对吸入或内源性脂类物质产生炎症反应的类脂性肺炎等。

（二）按解剖分类

1. 大叶性肺炎

亦称肺泡性肺炎，致病菌以肺炎链球菌最为常见。病原体先在肺泡引起炎症，经肺泡孔向其他肺泡扩散，导致部分肺段或整个肺段、肺叶发生炎症。典型者表现为肺实质炎症，通常不累及支气管。X 线胸片显示肺叶或肺段的实变阴影。

2. 小叶性肺炎

亦称支气管性肺炎，致病菌有肺炎链球菌、葡萄球菌、病毒、肺炎支原体及军团菌等。病原体经支气管入侵，导致细支气管、终末细支气管及肺泡炎症。常继发于支气管炎、支气管扩张及长期卧床的危重患者。X 线胸片显示病灶融合成不规则的斑片状阴影，边缘密度浅而模糊，且不受肺叶和肺段限制，区别于大叶性肺炎，无实变征象，肺下叶常受累。

3. 间质性肺炎

可由细菌、支原体、衣原体、病毒或肺孢子菌等引起。以肺间质为主的炎症，累及支气管壁及其周围组织，有肺泡壁增生及间质水肿。由于病变仅在肺间质，故呼吸道症状较轻，异常体征较少，病变广泛则可出现明显呼吸困难。X 线胸片显示为一侧或双侧肺下部的不规则毛玻璃状或网格状阴影。

(三) 按患病环境分类

因细菌学检查阳性率低，培养结果报告相对滞后，在临床上按病因分类应用较困难，因此，基于病原体流行病学调查资料，按患病环境分类可协助肺炎的诊治，有利于指导经验治疗。

1. 社区获得性肺炎 (CAP)

亦称医院外获得性肺炎，是指在医院外罹患的感染性肺实质炎症，包括具有明确潜伏期的病原体感染而在入院后平均潜伏期内发病的肺炎。常见病原体是肺炎链球菌、支原体、衣原体、流感嗜血杆菌和呼吸道病毒等。传播途径包括吸入飞沫、空气或血源传播。临床诊断依据：①新近出现的咳嗽、咳痰，或原有的呼吸道症状加重，出现脓性痰，伴或不伴胸痛；②发热；③肺实变体征和（或）湿啰音；④外周血白细胞大于 $10×10^9/L$ 或小于 $4×10^9/L$，伴或不伴中性粒细胞核左移；⑤胸部 X 线检查示新出现片状、斑片状浸润性阴影或间质性改变，伴或不伴胸腔积液。上述①~④项中出现任何 1 项并有第⑤项，除外非感染性疾病即可做出诊断。

2. 医院获得性肺炎（HAP）

亦称医院内肺炎，指患者在入院时既不存在、也不处于感染潜伏期，而在入院 48 h 及以上后在医院内发生的肺炎，也包括在出院后 48 h 内发生的肺炎。其中以呼吸机相关肺炎（VAP）最为多见，治疗和预防较困难。常见病原体包括肺炎链球菌、流感嗜血杆菌、铜绿假单胞菌、大肠杆菌、肺炎克雷白杆菌、金黄色葡萄球菌等。目前多耐药病原体引起的 HAP 有增加趋势，如耐甲氧西林金黄色葡萄球菌、铜绿假单胞菌及鲍曼不动杆菌等。临床诊断依据应符合以下三项要求：①至少行两次胸部 X 线检查（对无心、肺基础疾病者可行一次检查），并至少符合"新出现或进行性发展且持续存在的肺部浸润阴影、实变、空洞形成"三项中的一项；②至少符合"体温高于 38 ℃ 且无其他明确原因/外周血白细胞大于 $12×10^9$/L 或小于 $4×10^9$/L/年龄 70 岁及以上的老年人没有其他明确病因而出现神志改变" 3 项中的 1 项；③至少符合"新出现的脓痰或痰的性状发生变化或呼吸道分泌物增加或需要吸痰次数增多、新出现的咳嗽或呼吸困难或呼吸频率加快或原有的咳嗽或呼吸困难或呼吸急促加重、肺部啰音或支气管呼吸音、气体交换情况恶化或氧需求量增加或需要机械通气支持" 4 项中的 2 项。

【临床表现】

（一）症状

细菌性肺炎的症状取决于病原体和宿主的状态，症状可轻可重。常见症状包括咳嗽、咳痰，或原有呼吸道症状加重，甚至出现脓痰或脓血，伴或不伴胸痛。患者多数有发热。病变范围大者可出现呼吸困难、呼吸窘迫。严重者可出现神志和血压改变，甚至休克。

（二）体征

早期无明显肺部异常体征，重症者可出现呼吸频率加快、鼻翼扇动、三凹征或发绀。肺实变者出现叩诊浊音、触觉语颤增强和支气管呼吸音等，部分可闻及湿啰音。并发胸腔积液者患侧胸部叩诊浊音、触觉语颤增强、呼吸音减弱。

（三）并发症

感染性休克、呼吸衰竭、胸膜炎、脓胸、肺脓肿、脑膜炎和关节炎等。

【诊断要点】

（一）确定肺炎诊断

1. 症状与体征

首先必须将肺炎与呼吸道感染区别开来。呼吸道感染也有咳嗽、咳痰及发热等症状，但上、下呼吸道感染无肺实质浸润，胸部 X 线检查可鉴别。另外还需将肺炎与其他类似肺炎的疾病（如肺结核、肺癌、肺血栓栓塞症、非感染性肺部浸润）区别开来。

1. 实验室及其他检查

（1）血常规检查

细菌性肺炎可见血白细胞计数和中性粒细胞增高，并出现核左移，或细胞内见中毒颗粒。年老体弱、酗酒、免疫力低下者血白细胞计数可不增高，但中性粒细胞比例仍增高。

（2）胸部 X 线检查

可为肺炎发生的部位、严重程度和病原学提供重要依据。

（二）评估严重程度

如果肺炎诊断成立，评估病情的严重程度对于决定在门诊或是入院甚至 ICU 治疗以及预测预后至关重要。肺炎的严重性主要取决于肺部局部炎症程度、肺部炎症的播散程度和全身炎症反应程度三个方面因素。重症肺炎目前尚无普遍认同的诊断标准，一般认为若肺炎患者需要通气支持、循环支持和需要加强监护与治疗为重症肺炎。美国感染疾病学会/美国胸科学会 2007 年发表的《成人社区获得性肺炎处理共识指南》，其重症肺炎诊断标准如下。

主要标准：①需有创机械通气；②感染性休克需血管收缩药治疗。

次要标准：①呼吸频率高于等于 30 次/分；②氧合指数（PaO$_2$/FiO$_2$）≤ 250；③多肺叶浸润；④意识障碍/定向障碍；⑤尿素氮（BUN）≥7mmol/L；⑥WBC<4.0×10^9/L；⑦血小板低于 10.0×10^9/L；⑧体温低于 36 ℃；⑨血压低于 90/60 mmHg，需强力的液体复苏。

符合 1 项主要标准或 3 项次要标准以上者即可诊断为重症肺炎，应考虑收入重症监护病房（ICU）治疗。

（三）确定病原体

明确病原体有助于指导临床治疗。在采集呼吸道标本行细菌培养时应尽可能在使用抗生素前采集，避免污染且及时送检才能使结果对治疗起到指导作用。目前最常用的病原学检测方法是痰涂片镜检及痰培养，具有简便、无创等优点，但由于口咽部存在大量定植菌，经口咳出的痰标本易受污染，标本采集操作须规范，必要时可通过经纤维支气管镜或人工气道吸引、防污染样本毛刷、支气管肺泡灌洗、经皮细针吸检和开胸肺活检获取标本。有胸腔积液时应做胸腔积液培养，疑有菌血症时应做血培养。此外还可通过尿抗原试验、血清学方法检测某些肺炎病原的抗原、抗体以得出病原学诊断。

【处理原则】

（一）抗感染治疗

最关键环节。一旦怀疑为肺炎应立即给予初始抗生素治疗，越早治疗预后越好。治疗原则：初始采取经验性治疗；初始治疗后根据病原学的培养结果、临床表现及药物敏感试验，给予敏感的抗生素治疗。此外，还需结合患者的年龄、有无基础疾病、有无误吸、在普通病房还是 ICU 治疗、住院时间及肺炎严重程度等选用抗生素及给药途径。抗生素治疗后 48~72 h 应对病情进行评价，治疗有效时表现为体温下降、症状改善、临床状态稳定、白细胞数和 C 反应蛋白水平逐渐降低或恢复正常，而 X 线胸片病灶吸收较迟缓。

（二）对症和支持治疗

包括祛痰、降温、吸氧、维持水、电解质、酸碱平衡，改善营养并加强机体免疫功能等治疗。

（三）预防并及时处理并发症

肺炎球菌肺炎、葡萄球菌肺炎、革兰阴性杆菌肺炎等引起严重败血症或毒血症可并发感染性休克，应及时给予抗休克治疗。并发肺脓肿、呼吸衰竭等应给予相应治疗。

第二节 肺炎链球菌肺炎

肺炎链球菌肺炎是由肺炎链球菌引起的肺炎，或称肺炎球菌肺炎，居社区获得性肺炎首位，约占半数。本病主要为散发，可借助飞沫传播，冬季与初春多见，常与呼吸道病毒感染并行。患者多为原来健康的青壮年或老年与婴幼儿，男性较多见。吸烟者、痴呆者、支气管扩张、慢性支气管炎、慢性病患者及免疫抑制者等易感染。感染后可获得特异性免疫，同型菌二次感染少见。临床通常急骤起病，以高热、寒战、咳嗽、血痰及胸痛为特征。

【病因与发病机制】

肺炎链球菌是革兰阳性球菌，多成双排列或短链排列，根据荚膜多糖的抗原特性，肺炎链球菌可分为 86 个血清型。

肺炎链球菌是寄居在上呼吸道的正常菌群，当机体免疫力下降或有免疫缺陷时，肺炎链球菌可进入下呼吸道而致病。肺炎链球菌不产生毒素，其致病力是荚膜中的多糖体对组织的侵袭作用，首先引起肺泡壁水肿，出现白细胞、红细胞与纤维蛋白渗出，之后含菌的渗出液经肺泡孔向中央部分扩散，甚至累及几个肺段或整个肺叶。因病变开始于肺的外周，故肺叶间分界清楚，易累及胸膜而致渗出性胸膜炎。

典型病理改变有充血期、红色肝变期、灰色肝变期及消散期。肝变期病理阶段实际并无明确分界，因早期应用抗生素治疗，典型的病理分期已很少见。病变消散后肺组织结构多无破坏，不留纤维瘢痕，极个别患者由于机体反应性差，纤维蛋白不能完全吸收而形成机化性肺炎。

【临床表现】

由于年龄、病程、免疫力、对抗生素治疗的反应不同，其临床表现多样。

（一）症状

发病前常有淋雨、受凉、醉酒、疲劳、病毒感染史和生活在拥挤环境等诱因，多有上呼吸道感染的前驱症状。临床以起病急剧、寒战、高热、全身肌肉酸痛为特征。患者体温在数小时内达 39～40 ℃，高峰在下午或傍晚，呈稽留热，脉率随之增快。可有患侧胸痛并放射至肩部或腹部，咳嗽或深呼吸时加剧，故患者常取患侧卧位。痰少，可带血丝，24～48 h 后可呈铁锈色痰，与肺泡内浆液渗出和红细胞、白细胞渗出有关。偶有恶心、呕吐、腹痛或腹泻，易被误诊为急腹症。

（二）体征

患者呈急性热病容，鼻翼扇动，面颊绯红，口角和鼻周有单纯疱疹，皮肤灼热、干燥，病变广泛者可有发绀、心动过速、心律不齐。脓毒症者可出现皮肤、黏膜出血点，巩膜黄染。早期肺部无明显异常体征，随病情加重可出现患侧呼吸运动减弱，叩诊音稍浊，听诊可有呼吸音减弱及胸膜摩擦音。肺实变期有典型肺实变体征；消散期可闻及湿啰音。重症者有肠胀气，甚至有上腹部压痛。重症感染者可伴休克、急性呼吸窘迫综合征及神经精神异常。

本病自然病程 1～2 周。发病 5～10d 后体温可自行骤降或逐渐消退；使用有效抗生素后，体温于 1～3d 内恢复正常。患者的其他症状与体征亦随之逐渐消失。

（三）并发症

近年其并发症已很少见。若未及时治疗，5%～10% 的患者可并发脓胸，10%～20% 的患者可并发脑膜炎、心内膜炎、心包炎和关节炎等。感染严重时可发生感染性休克，尤其是老年人。

【实验室及其他检查】

（一）血常规检查

白细胞计数升高，中性粒细胞比例多高于80%，并有核左移，细胞内可见中毒颗粒。年老体弱、酗酒、免疫功能低下者可仅有中性粒细胞增多。

（二）细菌学检查

痰直接涂片做革兰染色及荚膜染色镜检，如有革兰阳性、带荚膜的双球菌或链球菌，可做出初步病原诊断。痰培养24~48 h可确定病原体。10%~20%患者合并菌血症，应做血培养，血培养检出肺炎链球菌有确诊价值。聚合酶链反应（PCR）检测及荧光标记抗体检测可提高病原学诊断水平。

（三）胸部X线检查

呈多样性，早期仅见肺纹理增粗，或受累的肺段、肺叶稍模糊。随着病情进展，可呈斑片状或大片状实变阴影，在病变区可见多发性蜂窝状小脓肿，叶间隙下坠。消散期，因炎性浸润逐渐吸收，可有片状区域吸收较快而呈现"假空洞"征。一般起病3~4周后才完全消散。

【诊断要点】

根据寒战、高热、胸痛、咳铁锈色痰、鼻唇疱疹等典型症状与肺实变体征，结合胸部X线检查，容易做出初步诊断。病原菌检测是本病确诊的主要依据。

【处理原则】

（一）抗感染治疗

一旦确诊即用抗生素治疗，无须等待细菌培养结果。首选青霉素G。对青霉素过敏或耐药者，可用氟唑诺酮类、头孢噻肟、头孢曲松、万古霉素、利奈唑胺等药物。抗生素疗程一般为5~7 d，或热退后3 d停药，或由静脉用药改为口服，维持数日。

（二）对症及支持治疗

患者卧床休息，饮食补充足够的热量、蛋白质和维生素，鼓励每天饮水 1000~2000 ml，入量不足者静脉补液，以及时纠正脱水，维持水电解质平衡。剧烈胸痛者，给予少量镇痛药，如可卡因 15 mg；当 PaO_2<60 mmHg 时，应给予吸氧；有明显麻搏性肠梗阻或胃扩张时，应暂时禁食、禁饮和胃肠减压；烦躁不安、谵妄、失眠者酌情给予地西泮肌内注射或水合氯醛保留灌肠，禁用抑制呼吸的镇静药。

（三）并发症治疗

高热常在抗生素治疗后 24 h 内消退，或数日内逐渐下降。如 3 d 后体温降后复升或仍不降，应考虑肺炎链球菌的肺外感染或其他疾病存在的可能性，如脓胸、心包炎、关节炎等。若持续发热应查找其他原因。若治疗不当并发脓胸时应积极引流排脓。密切观察病情变化，注意防治感染性休克。

第三节　葡萄球菌肺炎

葡萄球菌肺炎是指葡萄球菌引起的肺部急性化脓性炎症。常发生于糖尿病、血液病、慢性肝病、艾滋病及其他慢性消耗性疾病患者，长期应用激素、抗肿瘤药与其他免疫抑制剂，长期应用广谱抗生素而致体内菌群失调者以及静脉吸毒者或儿童患麻疹时，均易罹患。其多急骤起病，病情较重，常表现为高热、寒战、胸痛、咳脓痰，早期可出现循环衰竭，细菌耐药率高，预后与是否治疗及时、有无并发症相关。痊愈者中少数可遗留支气管扩张症。

【病因与发病机制】

葡萄球菌为革兰染色阳性球菌，可分为凝固酶阳性的葡萄球菌（主要是金黄色葡萄球菌，简称金葡菌）及凝固酶阴性的葡萄球菌（如表皮葡萄球菌）。化脓性感染的主要原因是致病力强的金葡菌引起。致病物质主要是毒素与酶，如凝固酶、溶血毒素、肠毒素、杀白细胞素等，有溶血、坏死、杀白细胞和引起血管痉挛等作用。医院内获得性肺炎中凝固酶阴性的葡萄球菌感染比例增多。近年来有耐甲氧西林金黄色葡萄球菌在医院内爆发流行的报道。

葡萄球菌感染途径主要有两种：①经呼吸道吸入，常见于儿童流感或麻疹后；②血行感染，自皮肤感染灶（疖、痈、伤口感染、毛囊炎、蜂窝织炎）或静脉导管置入污染，葡萄球菌经血液循环抵达肺部，引起多处肺炎、肺实变、组织破坏并形成单个或多发肺脓肿。

【临床表现】

（一）症状

多急骤起病，临床特点为寒战、高热，体温高达 39~40 ℃，胸痛，伴咳嗽及咳痰，痰液多，呈脓性，可由咳黄脓痰演变为脓血痰或粉红色乳样痰，无臭味。通常毒血症状突出，表现为衰弱、乏力、大汗、全身肌肉、关节酸痛，体质衰弱，精神萎靡。重症患者胸痛和呼吸困难进行性加重，并出现血压下降、少尿等周围循环衰竭表现。院内感染者常隐匿起病，体温逐渐升高。老年人症状可不典型，起病较缓慢，体温逐渐上升，痰量少。

（二）体征

肺部体征早期不明显，常与严重中毒症状和呼吸道症状不平行。然后一侧或双侧肺部可闻及散在湿啰音。典型的肺实变体征少见，如病变较大或融合时可有肺实变体征。气胸或脓气胸有相应体征。血源性感染者应注意观察肺外病灶。

【实验变及其他检查】

（一）血常规检查

白细胞计数明显增高，中性粒细胞比例增加及核左移，有中毒颗粒。在抗生素治疗前采集血和痰培养可明确诊断。

（二）胸部 X 线检查

显示肺段或肺叶实变，早期可形成空洞，或肺部多发性浸润病变，常有液平面。另外，X 线影像病灶存在易变性，表现为一处炎性浸润消失而在另一处出现新病灶，或很小的单一病灶发展为大片阴影。治疗有效时病变消散，阴影密度逐渐降低，2~4 周后病变可完全消失，偶见遗留少许条索状阴影或肺纹理增多等。

【诊断要点】

根据全身毒血症状、咳嗽、咳脓痰，白细胞计数增高、中性粒细胞比例增加、核左移并有中毒颗粒及胸部 X 线征象可做出初步判断，胸部 X 线检查随访追踪肺部病变的变化对诊断有帮助。细菌学检查可确诊。

【处理原则】

强调早期清除和引流原发病灶，选用敏感的抗生素治疗，加强支持疗法，积极预防并发症。

（一）抗感染治疗

选用敏感的抗生素是治疗的关键。治疗应首选耐青霉素酶的半合成青霉素或头孢菌素，如苯唑西林钠、头孢呋辛钠、氯唑西林等，联合氨基糖苷类抗生素如阿米卡星有较好疗效。青霉素过敏者可选用红霉素、林可霉素、克林霉素等；耐甲氧西林金黄色葡萄球菌感染选用万古霉素、替考拉宁、利奈唑胺等静脉滴注。本病抗生素治疗总疗程较其他肺炎长，常早期、联合、足量、静脉给药，不宜频繁更换抗生素。

（二）对症及支持治疗

患者宜卧床休息，避免疲劳、酗酒等使病情加重的因素。饮食富含足够热量、蛋白质及维生素，多饮水。有发绀者给予吸氧。剧烈胸痛者给予少量镇痛药，如可卡因 15 mg。对气胸或脓气胸应尽早引流治疗。密切观察病情变化，注意预防并及时处理感染性休克。

第四节　常见革兰阴性杆菌肺炎

革兰阴性杆菌肺炎常见于克雷白杆菌（又称肺炎杆菌）、铜绿假单胞菌、流感嗜血杆菌、大肠埃希菌等感染，是医院获得性肺炎的常见致病菌。其中克雷白杆菌是医院获得性肺炎的主要致病菌，且耐药株不断增加，病情危重、病死率高，成为防治难点。革兰阴性杆菌肺炎的共同点是肺实变或病变融合，易形成多发性脓肿，双侧肺下叶都可受累。

一、肺炎杆菌肺炎

多见于年龄 40 岁以上者，男性占 90%，长期酗酒、久病体弱，尤其慢性呼吸系统疾病、糖尿病、恶性肿瘤、免疫功能低下或全身衰竭的住院患者。肺炎克雷白杆菌存在于正常人的上呼吸道及肠道，当机体免疫力低下时，可经呼吸道吸入肺内而致病。本病起病急骤，咳嗽、胸痛、呼吸困难、寒战和高热，体温波动范围 39.0~40.0 ℃。典型痰液为黏稠血性、黏液样或胶冻样痰或灰绿色痰，无臭味，临床描述为无核小葡萄干性胶冻样痰，量大，有时可发生咯血。胸部 X 线检查典型的表现是肺实变体征，尤其是右上叶实变伴叶间隙下坠，常伴有脓肿形成。

二、铜绿假单胞菌肺炎

铜绿假单胞菌在正常人皮肤（如腋下、会阴部和耳道内）、呼吸道和肠道均存在，是一种条件致病菌。感染途径一部分来自患者自身，另一部分来源于其他患者或带菌的医务人员，经手、飞沫或污染的器械而传播。易感人群为老年人、有严重基础疾病或免疫功能低下者，如慢性阻塞性肺疾病、多器官功能障碍综合征、白血病、糖尿病、住监护室、接受人工气道或机械通气的患者。中毒症状明显，常有发热，体温波动大，高峰在早晨，伴菌血症；咳嗽，咳大量脓痰，少数患者咳典型的翠绿色脓痰；心率相对缓慢；可出现神志模糊等精神症状。病变范围广泛者易导致呼吸衰竭。

三、流感嗜血杆菌肺炎

高发于 6 个月至 5 岁的婴幼儿和有基础疾病的成人。秋冬季高发，起病前常有上呼吸道感染症状。婴幼儿多急骤起病，寒战、高热、咽痛、咳脓痰、气促，可迅速出现呼吸衰竭与周围循环衰竭，易并发脑膜炎。成人常在慢性肺部疾病基础上继发感染，起病缓慢，表现为发热、原有咳嗽加剧、咳脓痰或痰中带血，严重者可出现气急、呼吸衰竭。免疫功能低下者常起病急，临床表现与肺炎链球菌肺炎相似。

【诊断要点】

根据基础病因和患病环境，结合痰液、支气管分泌物和血液的病原菌检查及肺部 X 线表现的特点，多能明确诊断。本病临床表现易与基础病相混淆，应注意观察鉴别。

【处理原则】

在营养支持、补充水分、痰液引流的基础上，早期合理使用抗生素是治愈的关键。一经诊断应立即根据药敏试验给予敏感有效的抗生素治疗，宜采用剂量大、疗程长的联合用药，以静脉滴注为主。常见治疗如下。

（一）肺炎杆菌肺炎

第二、三或四代头孢菌素类和氨基糖苷类是目前治疗肺炎杆菌肺炎的首选药物，如头孢曲松、阿米卡星静脉滴注，或氨基糖苷类和 β-内酰胺类合用。重症患者常联合用药，但联合用药可能增加肾毒性的危险，应严密监测肾功能。

（二）铜绿假单胞菌肺炎

有效的抗菌药物有 β-内酰胺类、氨基糖苷类及喹诺酮类。铜绿假单胞菌对两类药物有交叉耐药的菌株较少，临床上联合用药可选择头孢曲松+阿米卡星。

铜绿假单胞菌肺炎多发生于有严重基础疾病或免疫低下者，故在抗感染同时应重视对基础疾病的治疗，加强局部引流和全身支持治疗，提高免疫功能。

（三）流感嗜血杆菌肺炎

首选氨苄西林，但耐药菌株较多见。近年来产 β-内酰胺酶的耐药菌株日趋增多，可选择第二、三代头孢菌素或新型大环内酯类抗生素如阿奇霉素、克拉霉素等。

第五节　肺炎支原体肺炎

肺炎支原体肺炎是由肺炎支原体引起的呼吸道和肺部的急性炎症病变，常同时有咽炎、支气管炎和肺炎。全年均可发病，秋、冬季较多见，但季节性差异并不显著。以儿童及青年人居多，婴儿间质性肺炎也应考虑本病的可能。肺炎支原体是介于细菌与病毒之间、兼性厌氧、能独立生活的最小微生物，经口、鼻分泌物在空气中传播，健康人经吸入而感染。肺炎支原体感染主要经呼吸道传播，容易造成家庭内或相对封闭的集体生活人群如幼儿园成员间的传播，引起散发感染或小流行。发病前 2~3 d 至病愈数周，皆可在呼吸道分泌物中发现肺炎支原体，其致病性可能与患者对支原体或其代谢产物的变态反应有关。病理特点：肺部病变为支气管肺炎、间质性肺炎和细支气管炎；胸腔可有纤维蛋白渗出和少量渗出液。

【临床表现】

潜伏期一般为 2~3 周，起病缓慢，继而出现咳嗽、咽痛、发热、头痛、乏力、肌痛、食欲不振、耳痛等症状。咳嗽多为发作性刺激性呛咳，可逐渐加重，有时夜间更为明显，可咳出少量黏液。由于持续咳嗽患者可有胸痛。发热可持续 2~3 周，体温通常在 37.8~38.5 ℃，并伴有畏寒，体温恢复正常后仍可有咳嗽。偶感胸骨后疼痛。肺外表现更常见，如斑丘疹和多形红斑等。查体可见咽部充血，儿童偶见鼓膜炎或中耳炎及颈部淋巴结肿大，肺部体征不明显，与肺部病变程度常不相称。

【实验室及其他检查】

血白细胞计数多正常或略增高,以中性粒细胞为主。发病2周后,约2/3的患者冷凝集试验阳性,效价大于等于1:32,若滴度逐步升高更有诊断价值。血清肺炎支原体 IgM 抗体阳性可作为急性感染的指标,尤其是儿科患者。直接检测呼吸道标本中肺炎支原体抗原可用于临床早期快速判断。应用 PCR 技术、单克隆抗体免疫印迹法和核酸杂交技术等进行检测可提高诊断的敏感性和特异性。胸部 X 线检查呈多种形态的浸润影,呈节段性分布,以肺下野多见。病变可于3~4周后自行消散。部分患者出现少量胸腔积液。

【诊断要点】

结合临床症状、胸部 X 线检查特点及血清学检查结果可明确诊断。血清学实验有一定的参考价值,尤其血清抗体效价有4倍增高者可进一步确诊,但多为回顾性诊断。培养分离出肺炎支原体虽然对诊断有决定性意义,但检出率较低、技术条件要求较高,且所需时间长。

【处理原则】

本病有自限性,多数患者不经治疗可自愈。早期使用适当的抗生素可减轻症状并缩短病程,首选大环内酯类抗生素,可给予红霉素,也可选用同类的胃肠道反应较轻的罗红霉素、阿奇霉素。对大环内酯类抗生素不敏感者可选用呼吸氟喹诺酮类药物,如左氧氟沙星、莫西沙星等。对剧烈呛咳者,可适当给予镇咳药。家庭中发病应注意呼吸道隔离,避免传播。

第六节 病毒性肺炎

病毒性肺炎是由上呼吸道病毒感染向下蔓延引起的肺部炎症。常见病毒有甲、乙型流感病毒，腺病毒，副流感病毒，呼吸道合胞病毒和冠状病毒等。病毒主要经飞沫吸入，也可通过污染的餐具或玩具以及与患者直接接触而传播，且传播广泛而迅速。病毒侵入细支气管上皮引起细支气管炎，感染可波及肺间质和肺泡导致肺炎。本病大多发生于冬春季节，呈暴发或散发流行。免疫功能正常或下降的个体均可患病，密切接触的人群或有心肺疾病者易罹患，婴幼儿、老人、原有慢性心肺疾病等免疫力差者或妊娠妇女的病情较重，甚至可导致死亡。

【临床表现】

以冬春季多见。多为急性起病，但症状通常较轻，与支原体肺炎症状相似，鼻塞、咽痛、头痛、发热、全身肌肉酸痛、倦怠等全身症状较突出，累及肺部后出现咳嗽、少痰或白色黏液痰。小儿或老年人易发生重症病毒性肺炎，表现为呼吸困难、发绀、嗜睡、精神萎靡，甚至发生休克、呼吸衰竭、心力衰竭等并发症。肺部体征多不明显，病情严重者有呼吸浅速、心率增快、发绀，部分患者或可闻及少量干、湿啰音。

【实验室及其他检查】

血白细胞计数正常、稍高或偏低。痰涂片所见的白细胞以单核细胞为主。痰培养常无致病细菌生长。胸部 X 线检查征象以间质性肺炎表现为主，可见肺纹理增多，磨砂玻璃状阴影，严重时可见双肺弥漫性结节性浸润。

【诊断要点】

依据临床症状及胸部 X 线检查改变明确诊断，并排除其他病原体所致的肺炎。免疫学检查、病毒分离及抗原检测是确诊依据，但对早期诊断作用有限。

【处理原则】

以对症治疗为主。卧床休息，注意保暖，保持室内空气流通，采取呼吸道隔离，预防交叉感染。提供含足够蛋白质、维生素的软食，少量多餐，多饮水。必要时酌情给予输液和吸氧。协助痰液较多的患者保持呼吸道通畅，及时有效清除分泌物。

选用有效的抗病毒药，利巴韦林口服、静脉或雾化给药，其他还有阿昔洛韦、更昔洛韦、奥司他韦、阿糖腺苷、金刚烷胺等药物。同时可辅以中医药和生物制剂治疗。明确合并有细菌感染时，应及时应用敏感的抗生素。糖皮质激素对病毒性肺炎疗效仍有争议，不同的病毒性肺炎对激素的反应可能存在差异，应酌情应用。本病多数预后良好。

第五章　肺脓肿

肺脓肿是肺组织坏死形成的脓腔。临床主要表现为高热、咳嗽和咳大量脓臭痰。病原体可为化脓性细菌、真菌和寄生虫等。本病可见于任何年龄，男多于女，年老体弱有基础疾病者多见。自抗生素广泛使用后，发病率已明显降低。肺脓肿患者经有效的抗菌药物治疗后大多可痊愈，少数疗效不佳者手术治疗预后良好，但若抗生素治疗时间短，治疗不彻底则易复发。伴慢性基础疾病、年老体弱、出现并发症又无手术机会者，预后较差。

【病因与发病机制】

急性肺脓肿的主要病原体是细菌，常为上呼吸道和口腔内的定植菌，包括需氧、厌氧和兼性厌氧菌。其中90%的肺脓肿患者合并厌氧菌感染，毒力较强的致病菌有核梭杆菌、坏死梭杆菌等，其他常见病原体有金黄色葡萄球菌、化脓性链球菌、肺炎克雷白杆菌、大肠杆菌和铜绿假单胞菌、大肠埃希菌、星形奴卡菌军团菌和曲霉等。根据不同的感染途径，肺脓肿可分为以下三种类型。

（一）吸入性肺脓肿

病原体多为厌氧菌。病原体经口、鼻、咽吸入而致病，误吸是致病的主要原因。当存在意识障碍、全身麻醉或气管插管等情况则易发生误吸，使得牙槽脓肿、鼻窦炎、扁桃体炎等的脓性分泌物，口、鼻、咽部手术后的血块或分泌物等，经气管吸入肺内致病；或存在食管、神经系统疾病所致的吞咽困难，以及受寒、醉酒和极度疲劳所致的机体免疫力低下与气道防御清除功能减弱，亦可使病原菌吸入肺内而致病。吸入性肺脓肿多单发，发病部位与支气管解剖形态和体位有关。由于右主支气管较左侧粗且陡直，吸入物容易进入右肺。在仰卧位时，好发于肺上叶后段或下叶背段；坐位时，好发于下叶后基底段；右侧位时，则好发于右上叶前段或后段。

（二）继发性肺脓肿

可继发于：①某些肺部疾病，如细菌性肺炎、支气管扩张症、支气管囊肿、支气管肺癌、肺结核空洞等继发感染，由于病原菌毒力强、繁殖快，肺组织广泛化脓、坏死而形成肺脓肿；②支气管异物堵塞，也是导致肺脓肿尤其是小儿肺脓肿的重要因素；③肺部邻近器官的化脓性病变，如肾周围脓肿、食管穿孔感染、膈下脓肿及脊柱脓肿等波及肺引起肺脓肿。阿米巴肝脓肿好发于右肝顶部，可穿破膈肌至右肺下叶，形成阿米巴肺脓肿。

（三）血源性肺脓肿

因皮肤外伤感染、疖、痈、骨髓炎及静脉吸毒者如有右心细菌性心内膜炎等所致的脓毒症，病原菌、脓栓经血行播散到肺，引起小血管栓塞、炎症、坏死而形成肺脓肿。致病菌多为金黄色葡萄球菌、表皮葡萄球菌或链球菌。尿道、腹腔或盆腔感染产生败血症可导致肺脓肿，病原菌多是革兰阴性杆菌或少数厌氧菌。

肺脓肿早期为含致病菌的感染物阻塞细支气管，小血管炎性栓塞，致病菌繁殖引起肺组织化脓性炎症、坏死，形成肺脓肿，继而坏死组织液化破溃到支气管，脓液部分排出，形成有气液平面的脓腔。若为靠近胸膜的张力性脓肿，破溃到胸膜腔，则可引起脓胸、脓气胸和支气管胸膜瘘。

急性肺脓肿经充分引流，脓液经气道排出，可使病变完全吸收或仅剩少量纤维瘢痕。炎症迁延3个月以上不能愈合则称为慢性肺脓肿。

【临床表现】

（一）症状

吸入性肺脓肿患者多有口、齿、咽喉感染或手术、醉酒、劳累和脑血管病等病史。起病急骤，畏寒、高热，体温达 39～40 ℃，伴有咳嗽、咳黏液痰或黏液脓性痰。如感染不能及时控制，可于发病的 10～14 d 突然咳出大量脓臭痰及坏死组织，每天量可达 300~500 ml，典型痰液呈黄绿色、脓性或带血，大量痰液静置后可分成 3 层，腥臭痰多系厌氧菌感染所致。炎症累及壁层胸膜可引起与呼吸无关的胸痛。病变范围大时可有气促伴乏力、精神不振和食欲减退等全身中毒症状。约 1/3 患者有不同程度的咯血，多数是脓血痰，偶有中、大量咯血，可导致突然窒息甚至死亡。血源性肺脓肿多先有原发病灶引起的畏寒、高热等全身脓毒血症的表现，经数日或数周后才出现咳嗽、咳痰，痰量不多，极少咯血。通常在咳出大量脓痰后，体温明显下降，全身毒性症状逐渐减轻，一般情况于数周内逐渐恢复正常。慢性肺脓肿患者除咳嗽、咳脓痰、反复发热和咯血数周到数月外，还可有贫血、消瘦等慢性中毒症状。

（二）体征

肺部体征与肺脓肿的大小、部位有关。起初肺部可无阳性体征，体格检查发现与肺炎相似，当脓肿形成，所累及的肺野可出现空瓮音或空洞性呼吸音。病变累及胸膜可闻及胸膜摩擦音或胸腔积液体征。慢性肺脓肿常有杵状指（趾）、贫血和消瘦。血源性肺脓肿大多无阳性体征。

【实验室及其他检查】

（一）血常规检查急

性肺脓肿血白细胞计数增高，可达（20~30）×10^9/L，中性粒细胞在 90% 以上，核左移明显，常有中毒颗粒。慢性病患者血白细胞计数可升高或正常，红细胞和血红蛋白减少。

（二）细菌学检查

痰涂片革兰染色，痰、胸腔积液和血培养以及抗生素敏感试验可帮助寻找致病菌和选择敏感的抗生素。尤其是胸腔脓液和血标本细菌培养对确定病原体更有价值。

（三）影像学检查

胸部 X 线检查早期表现为大片浓密模糊浸润阴影，边缘不清或团片状浓密阴影。肺组织坏死、脓肿形成、脓液排出后，脓腔可见圆形透亮区及液平面，其周围被浓密的炎症浸润所环绕。如脓肿转为慢性，脓肿腔壁变厚，内壁不规则，周围纤维组织增生，邻近胸膜肥厚，肺叶收缩，纵隔可向患侧移位。血源性肺脓肿典型表现为两肺外侧有多发球形病灶，中央有小脓腔和气液平面。CT能更准确定位并发现体积较小的脓肿。

（四）纤维支气管镜检查

有助于明确病因、病原学诊断并可用于治疗。通过活检、刷检及细菌学、细胞学检查获取病因诊断证据。

【诊断要点】

患病前有麻醉、口腔手术、意识障碍、肺原发病或皮肤化脓性感染、异物吸入及醉酒等病史，突发畏寒、高热、咳嗽、咳大量脓臭痰，结合血白细胞及中性粒细胞计数显著增高、胸部X线表现示浓密的炎性阴影中有空腔、气液平面，可做出急性肺脓肿诊断。痰、血培养有助于病因学诊断。

【处理原则】

主要处理原则是抗生素治疗和痰液引流。

（一）抗生素治疗

根据病因或细菌药物敏感试验结果选择有效抗菌药物。吸入性肺脓肿多合并厌氧菌感染，多对青霉素敏感，对青霉素过敏或不敏感者，可选用林可霉素、克林霉素或甲硝唑等药物。血源性肺脓肿多为葡萄球菌或链球菌感染，可选用耐β-内酰胺酶的青霉素或头孢菌素。耐甲氧西林葡萄球菌感染应选用万古霉素或替考拉宁或利奈唑胺。阿米巴原虫感染则用甲硝唑治疗。治疗应持续6~8周，或直至胸片上脓腔和炎症完全消失或仅有少量稳定的残留纤维化。

（二）脓液引流

痰液黏稠不易咳出者可用祛痰药或雾化吸入生理盐水、祛痰药或支气管扩张药，以利排痰。身体状况较好者可采取体位引流。有条件者宜尽早应用纤维支气管镜冲洗及吸引治疗，可向脓腔内注入抗生素以加强局部治疗，提高疗效并缩短病程。

（三）手术治疗

适应证：①肺脓肿病程超过 3 个月，经内科治疗脓腔不缩小，并有反复感染或脓腔过大（直径大于 5 cm）不易闭合者；②大咯血经内科治疗无效或危及生命者；③并发支气管胸膜瘘或脓胸经抽吸、引流、冲洗治疗效果不佳者；④怀疑肿瘤阻塞时。术前应评估患者的一般情况和肺功能。

【护理诊断/问题】

（一）体温过高

与肺组织感染、炎症性坏死有关。

（二）清理呼吸道无效

与脓痰聚积且位置较深有关。

（三）气体交换受损

与气道内痰液积聚、肺部感染有关。

（四）营养失调：低于机体需要量

与肺部感染导致机体消耗增加有关。

（五）疼痛：胸痛

与炎症累及胸膜有关。

【健康教育】

（一）疾病预防指导

患者应彻底治疗口腔、上呼吸道慢性感染病灶，如龋齿、鼻窦炎、化脓性扁桃体炎、牙周溢脓等，以防病灶分泌物吸入肺内诱发本病。重视口腔清洁，经常漱口，多饮水，预防发生口腔炎。积极治疗皮肤外伤感染、疖、痈等化脓性病灶，不挤压疖、痈，防止血源性肺脓肿的发生。避免受凉、醉酒、极度疲劳等导致的机体免疫力低下与气道防御清除功能减弱而诱发本病。

（二）疾病知识指导

教会患者有效咳嗽、体位引流的方法，及时排出呼吸道异物，必要时采取胸部物理治疗以协助排痰，保持呼吸道通畅，促进病变的愈合。指导慢性基础疾病、年老体弱患者的家属经常为患者翻身、叩背，促进痰液排出，疑有异物吸入时要及时清除异物。告知患者及家属抗生素治疗非常重要，但疗程较长，需持续用药6~8周，为防止病情反复，应遵从治疗计划。患者再次出现体温升高、痰量增加、咯血、呼吸困难等表现时，应警惕大咯血和窒息的发生，应立即就医。

第六章 慢性支气管炎和慢性阻塞性肺疾病

第一节 慢性支气管炎

慢性支气管炎简称慢支，是气管、支气管黏膜及其周围组织的慢性非特异性炎症。临床特征为咳嗽和咳痰，每年发病持续 3 个月或更长时间，连续 2 年或 2 年以上。临床需排除具有咳嗽、咳痰、喘息症状的其他疾病，如肺结核、肺尘埃沉着症、肺脓肿、支气管扩张症、支气管哮喘、慢性鼻咽炎、胃食管反流病、心脏病及心功能不全等。

【病因与发病机制】

病因尚未完全明确，可能是多种环境因素与机体自身因素长期相互作用的结果。

（一）吸烟

吸烟是最重要的环境发病因素。吸烟者慢支的患病率比不吸烟者高 2~8 倍，吸烟时间越长、吸烟量越大则患病率越高。烟草中的尼古丁、焦油和氢氰酸等化学物质有多种损伤效应：损伤气道上皮细胞，使巨噬细胞吞噬功能降低和纤毛运动减弱，导致气道净化能力降低；促使支气管黏液腺和杯状细胞增生肥大，黏液分泌增加；刺激副交感神经引起支气管平滑肌收缩，增加气道阻力；使机体产生的氧自由基增多，诱导中性粒细胞释放蛋白酶，抑制抗蛋白酶系统，导致肺弹力纤维受到破坏，诱发形成肺气肿。

（二）理化因素

①空气污染：大气中的刺激性气体如二氧化氮、二氧化硫、氯气等可损伤气道黏膜上皮，使纤毛运动减弱，黏液分泌增加，为细菌感染增加条件。②职业粉尘和化学物质：接触烟雾、工业废气、变应原、粉尘及室内空气污染等，可促进慢支发病。③气候环境因素：寒冷和环境温度剧变，可刺激腺体增加分泌黏液，纤毛运动减弱，可导致呼吸道局部小血管痉挛，病毒和细菌易于入侵、繁殖。

（三）感染因素

感染是慢支发生发展的重要因素之一。病毒感染以流感病毒、腺病毒、鼻病毒和呼吸道合胞病毒较常见。细菌感染常继发于病毒感染，常见病原体包括肺炎链球菌、流感嗜血杆菌、卡他莫拉菌和葡萄球菌等。上述感染因素可破坏气道正常的防御功能，损伤细支气管和肺泡。

（四）其他因素

机体免疫功能紊乱、年龄增大、气道高反应性等因素均与慢支的发生发展有关。老年人肾上腺皮质功能减退，细胞免疫功能降低，溶菌酶活性下降，从而容易造成呼吸道的反复感染。另外虫螨、寄生虫、细菌、粉尘和化学性气体等过敏因素，通过变态反应引起支气管平滑肌收缩或痉挛、炎症反应，加重气道狭窄程度，气道阻力增加，导致慢支的发生发展。

本病的病理特征：①支气管上皮细胞变性、坏死、脱落，后期出现鳞状上皮化生，纤毛变短、粘连、倒伏、脱失；②炎性细胞浸润，严重者黏膜充血、水肿；③杯状细胞和黏液腺肥大和增生、分泌旺盛，大量黏液潴留，病情继续发展，炎症由支气管壁向其周围组织扩散，黏膜下层平滑肌束可断裂萎缩，黏膜下和支气管周围纤维组织增生；④支气管壁的损伤-修复过程反复发生，支气管结构重构，瘢痕形成；⑤肺泡弹性纤维断裂，进一步发展成阻塞性肺气肿时可见肺泡腔扩大。

【临床表现】

(一) 症状

缓慢起病，病程较长，反复急性发作而病情加重。临床主要表现为咳嗽、咳痰，或伴喘息。急性加重是指咳嗽、咳痰、喘息等症状突然加重，多与引起呼吸道感染有关。

1. 咳嗽

一般以晨起咳嗽为主，睡眠时有阵咳。

2. 咳痰

多为白色黏液或浆液泡沫性痰，偶见痰中带血。清晨排痰较多，起床后或体位改变可刺激排痰。

3. 喘息或气促

喘息明显者称为喘息性支气管炎，部分患者可能合并支气管哮喘。若伴肺气肿时，可表现为劳累或活动后气促。

(二) 体征

早期多无异常体征。急性发作期可在背部或双肺底闻及干、湿啰音，咳嗽后可减少或消失。合并支气管哮喘时可闻及广泛哮鸣音并伴呼气相延长。

(三) 并发症

可并发慢性阻塞性肺气肿、支气管肺炎、支气管扩张症等。

【实验室及其他检查】

(一) 胸部 X 线检查

早期可无异常。反复发作者表现为肺纹理增粗、紊乱，呈网状或条索状、斑点状阴影，以双下肺野明显。

（二）呼吸功能检查

早期可无异常。如有小气道阻塞时，最大呼气流速-容量曲线在 75% 和 50% 肺容量时，流量明显降低。使用支气管扩张药后 FEV/FVC%<70% 时，提示已发展为慢性阻塞性肺疾病。

（三）血常规检查

急性发作期或并发肺部感染时，可有白细胞和（或）中性粒细胞增多。

（四）痰液检查

可培养出致病菌。痰涂片可发现革兰阳性菌或革兰阴性菌，或大量破坏的白细胞和已被破坏的杯状细胞。

【诊断要点】

依据患者咳嗽、咳痰，或伴有喘息，每年发病持续 3 个月及以上，且连续 2 年或 2 年以上，并排除其他可引起类似症状的慢性气道疾病，可诊断为慢支。

【处理原则】

（一）急性发作期的治疗

1. 控制感染

多依据患者所在地常见的病原菌经验性选用抗生素。可选用喹诺酮类、大环内酯类、β-内酰胺类抗生素或磺胺类药口服，如左氧氟沙星、罗红霉素、阿莫西林、头孢呋辛等。病情严重时静脉给药为主。如能培养出致病菌，可按药敏试验选用敏感的抗生素。

2. 祛痰、镇咳、平喘

可用复方甘草合剂、复方氯化铵合剂、溴己新（必漱平）、盐酸氨溴索或桃金娘油等。干咳为主者可用镇咳药，如右美沙芬、那可丁或其合剂等。有气喘者可加用解痉平喘药，如氨茶碱、茶碱控释剂或 β_2 受体激动剂等。

（二）缓解期的治疗

指导患者戒烟，避免有害气体和其他有害颗粒的吸入。加强体育锻炼，增强体质，预防感冒。反复呼吸道感染者可试用免疫调节剂或中医中药如细菌溶解产物、卡介菌多糖核酸、胸腺素、肺炎疫苗等，部分患者有效。

【护理诊断/问题】

（一）清理呼吸道无效

与呼吸道分泌物增多且黏稠、支气管痉挛、咳嗽无效有关。

（二）体温过高

与慢支并发感染有关。

（三）潜在并发症

阻塞性肺气肿、支气管肺炎、支气管扩张症。

【健康教育】

（一）疾病知识指导

指导患者及家属了解本病的相关知识，积极配合治疗，减少急性发作。注意饮食营养，增强体质：告知患者以高蛋白、高热量、高维生素、低脂、易消化饮食为宜，多进食如瘦肉、蛋、奶、鱼、蔬菜和水果等；多饮水，每天不少于1500ml。部分患者病情可控制，不影响工作、学习，部分患者可发展成慢性阻塞性肺疾病甚至肺源性心脏病，预后不良。应定期监测慢支患者的肺功能，以及时选择有效的治疗方案，控制病情的发展。

（二）疾病预防指导

告知患者及家属戒烟能减轻疾病的咳嗽、咳痰症状，延缓病情进展。还要避免烟雾、化学物质等有害理化因素的刺激，避免接触呼吸道感染者。注意劳逸结合，保证充足睡眠。保持室内适宜的温、湿度，通风良好。寒冷季节外出时适当增加衣物，防止受寒。根据自身情况进行合适的体育锻炼，如散步、健身操、太极拳、跑步、游泳等，可增加耐寒训练，如冷水洗脸、冬泳等。

第二节　慢性阻塞性肺疾病

慢性阻塞性肺疾病简称慢阻肺，是以持续气流受限为特征的可以预防和治疗的疾病，其气流受限多呈进行性发展，与气道和肺组织对香烟烟雾等有害气体或有害颗粒的异常慢性炎症反应有关。慢阻肺主要累及肺，也可引起肺外的不良效应。

慢阻肺与慢支以及肺气肿密切相关。肺气肿是指肺部终末细支气管远端气室出现异常持久的扩张，并伴有肺泡壁和细支气管的破坏而无明显肺纤维化。当慢支、肺气肿患者肺功能检查出现持续气流受限并且不能完全可逆时，则诊断为慢阻肺。支气管哮喘也具有气流受限特征，但支气管哮喘是一种特殊的气道炎症性疾病，其气流受限具有可逆性，故不属于慢阻肺。支气管扩张症、肺结核纤维化病变、弥漫性泛细支气管炎、闭塞性细支气管炎和严重的间质性肺疾病等一些已知病因或具有特征病理变小的疾病也可导致持续气流受限，但均不属于慢阻肺。

慢阻肺是呼吸系统疾病中的常见病和多发病，患病率和病死率均居高不下。由于肺功能进行性减退，严重影响患者的劳动力和生活质量，故造成了巨大的社会经济负担。慢阻肺预后与病情轻重和是否合理治疗有关，积极治疗可延缓病情进展。

【病因与发病机制】

病因尚未明确，与慢支相似，可能是多种环境因素与机体自身因素长期相互作用结果，具体见本章第一节"慢性支气管炎"的病因。发病机制如下。

（一）炎症

慢阻肺的特征性改变是气道、肺实质及肺血管的慢性炎症，中性粒细胞、巨噬细胞、T淋巴细胞等炎症细胞均有参与发病过程。慢阻肺炎症过程的一个重要环节是中性粒细胞的活化与聚集，引起慢性黏液高分泌状态并破坏肺实质。

（二）蛋白酶-抗蛋白酶失衡

蛋白水解酶对组织有损伤和破坏作用；抗蛋白酶对弹性蛋白酶等多种蛋白酶具有抑制作用，其中 α_1-抗胰蛋白酶是活性最强的一种。蛋白酶增多或抗蛋白酶不足均可引起组织结构破坏，导致肺气肿。吸入有害气体、有害物质可导致蛋白酶产生增多或活性增强，而抗蛋白酶产生减少或灭活加快；同时氧化应激、吸烟等危险因素也可降低抗蛋白酶的活性。

（三）氧化应激

多项研究表明慢阻肺患者的氧化应激增加。氧化物主要是超氧阴离子、H_2O_2、羟根、次氯酸和一氧化氮等，可直接作用并破坏许多生化大分子，如蛋白质、核酸和脂质等，导致细胞功能障碍或死亡；氧化应激还可破坏细胞外基质、引起蛋白酶-抗蛋白酶失衡及促进炎症反应。

（四）其他

如自主神经功能失调、气温变化、营养不良等都有可能参与慢阻肺的发生、发展过程。

上述炎症、蛋白酶-抗蛋白酶失衡、氧化应激、自主神经功能失调、气温变化、营养不良等机制共同作用，产生两种重要病变：①小气道病变，包括小气道炎症、小气道纤维组织形成和小气道管腔黏液栓等，导致小气道阻力明显升高；②肺气肿病变，使肺泡对小气道的正常牵拉力降低，小气道容易塌陷，同时肺气肿还使肺泡弹性回缩力明显减小。小气道病变与肺气肿病变两者共同作用，导致慢阻肺特征性的持续气流受限。

慢阻肺的病理改变主要包括慢支及肺气肿的病理变化，特征性的病理生理变化是持续气流受限致肺通气功能障碍。

【临床表现】

（一）症状

本病起病缓慢，病程较长，反复急性发作。主要症状如下。

1. 慢性咳嗽

随病程发展，咳嗽可终身不愈。晨间咳嗽明显，夜间有阵咳或伴排痰。

2. 咳痰

一般是白色黏液或浆液性泡沫痰，偶可带血丝，清晨排痰较多。急性发作伴有细菌感染时，痰量增多，呈脓性。

3. 气短或呼吸困难

早期在较剧烈活动时出现气短，逐渐加重，以致在日常活动甚至休息时也可感到气短，是慢阻肺的标志性症状。

4. 喘息和胸闷

部分患者尤其是重症患者或急性加重时可出现喘息和胸闷。

5. 其他

晚期患者可出现体重下降、食欲减退等表现。

（二）体征

早期可无异常体征，随疾病进展出现以下改变。

1. 视诊

桶状胸，部分患者呼吸变浅、频率增快，严重者可有缩唇呼吸等。

2. 触诊

双侧语颤减弱。

3. 叩诊

肺部呈过清音，心浊音界缩小，肺下界和肝浊音界下降。

4. 听诊

双肺呼吸音减弱、呼气相延长，部分患者可闻及干、湿啰音。

（三）并发症

可并发慢性呼吸衰竭、自发性气胸、慢性肺源性心脏病等。

【实验变及其他检查】

（一）肺功能检查

肺功能检查是判断持续气流受限的主要客观指标，对慢阻肺诊断、评价严重程度、疾病进展、预后及治疗等有重要意义。使用支气管扩张药后，FEV/FVC%<70%可确定为持续的气流受限。TLC、FRC 和 RV 增高，VC 减低，提示肺过度充气，有参考价值。

（二）血气分析

早期无异常，对确定有无低氧血症、高碳酸血症、酸碱平衡失调以及判断呼吸衰竭的类型有重要价值。

（三）胸部 X 线检查

早期可无异常变化，以后可出现肺纹理增粗、紊乱等非特异性改变，也可出现肺气肿改变。X 线胸片改变对慢阻肺诊断特异性不高，对确定肺部并发症及与其他肺疾病的鉴别有重要意义。

（四）胸部 CT 检查

可见小气道病变、肺气肿及并发症的表现，主要用于排除其他有相似症状的呼吸系统疾病。

（五）其他

并发细菌感染时，外周血白细胞增多，核左移。痰涂片、痰培养可能查出病原菌。

【诊断要点】

主要根据存在吸烟等高危因素史、临床症状、体征及肺功能检查等，并排除可引起相似症状和肺功能改变的其他疾病，综合分析以确诊。持续性气流受限是慢阻肺诊断的必备条件。使用支气管扩张药后 $FEV_1/FVC<70\%$ 可确定有持续气流受限的界限。

（一）病情严重程度判断

目前多主张对稳定期慢阻肺采用综合指标体系进行病情严重程度评估。

1. 症状

可采用改良版英国医学研究委员会呼吸困难问卷进行评估。

2. 肺功能

可使用 COPD 分级：慢阻肺患者使用支气管扩张药后，$FEV_1/FVC<70\%$；再依据 FEV_1 下降程度进行气流受限严重程度分级。

3. 急性加重风险

上一年发生 2 次或 2 次以上急性加重或 $FEV_1\%pred<50\%$，皆提示以后急性加重的风险增加。

依据上述症状、肺功能变化及急性加重风险评估等在对病情严重程度进行综合评估时，还应注意患者的各种全身合并疾病，治疗上予以兼顾。

（二）病程分期

慢阻肺的病程可依据患者症状和体征的变化分为：

1. 急性加重期

指在疾病发展过程中，短期内出现咳嗽、咳痰、呼吸困难和（或）喘息比平时加重、痰量增多，呈脓性或黏液脓性痰，可伴发热等症状。

2. 稳定期

指患者咳嗽、咳痰、呼吸困难等症状稳定或较轻。

【处理原则】

（一）稳定期治疗

主要目的是减轻症状，延缓病情发展，缓解或阻止肺功能下降，改善患者的活动能力，提高生活质量，降低死亡率。

1. 教育与管理

教育和劝导吸烟者戒烟是减慢肺功能损害最有效的措施。因职业或环境粉尘、刺激性气体所致者，应脱离污染环境。

2. 支气管扩张药

是现有控制症状的主要措施，可依据病情严重程度选用。短期按需用药以缓解症状，长期规律应用以减轻症状。具体用药见本章第四节"支气管哮喘"。

3. 祛痰药

痰不易咳出者可使用祛痰药，如盐酸氨溴索、N-乙酰半胱氨酸或羧甲司坦等。

4. 糖皮质激素

对高风险的患者，有研究显示，长期吸入糖皮质激素与长效 β_2 肾上腺素受体激动剂的联合剂可增加运动耐量、减少急性加重发作频率并可提高生活质量。如沙美特罗加氟替卡松、福莫特罗加布地奈德。

5. 长期家庭氧疗

长期家庭氧疗可以对伴有慢性呼吸衰竭的慢阻肺患者的血流动力学、运动能力、肺生理和精神状态均产生有益影响，从而提高生活质量和生存率。使用指征：①$PaO_2 \leqslant 55$ mmHg 或 $SaO_2 \leqslant 88\%$，有或没有高碳酸血症；②PaO_2 55～60 mmHg 或 $SaO_2 < 89\%$，并有心力衰竭、肺动脉高压所致的水肿或红细胞增多症。一般用鼻导管吸氧，氧流量为 1～2 L/min，每天持续吸氧 10～15 h。目的是使患者在海平面水平静息状态下，达到 $PaO_2 \geqslant 60$ mmHg 和（或）$SaO_2 \geqslant 90\%$。

（二）急性加重期治疗

1. 首先确定导致急性加重期的原因

与病情严重程度相关最多见的原因是细菌或病毒感染，使气道炎症和气流受限加重，严重时并发呼吸衰竭和右心衰竭。应根据病情严重程度决定门诊或住院治疗。

2. 支气管扩张药

药物同稳定期，有严重喘息症状者可通过小型雾化器给予较大剂量雾化吸入治疗以缓解症状。

3. 糖皮质激素

对需住院治疗的急性加重期患者，可每天口服泼尼松龙或静脉给予甲泼尼龙。

4. 控制感染

当患者呼吸困难加重，咳嗽伴咳痰量增加，甚至出现脓痰时，应经验性给予β-内酰胺类抗生素/β-内酰胺酶抑制药、头孢菌素、大环内酯类抗生素或喹诺酮类治疗。

5. 祛痰药

酌情选用祛痰药，如溴己新或盐酸氨溴索。

6. 低流量吸氧

发生低氧血症的患者可用鼻导管或文丘里（Venturi）面罩吸氧。如患者出现呼吸衰竭、肺源性心脏病、心力衰竭等并发症时，具体治疗方法可参阅有关章节的治疗内容。

【护理诊断/问题】

（一）气体交换受损

与气道阻塞、通气不足、呼吸肌疲劳、分泌物增多和肺泡呼吸面积减少有关。

（二）清理呼吸道无效

与分泌物增多而黏稠、气道湿度减低和无效咳嗽有关。

（三）焦虑

与健康状况的改变、病情危重、经济状况有关。

（四）活动无耐力

与疲劳、呼吸困难、氧供与氧耗失衡有关。

（五）营养失调：低于机体需要量

与食欲减退、摄入减少、腹胀、呼吸困难、痰液增多有关。

【护理措施】

（一）一般护理

1. 休息与环境

协助患者取舒适体位，中度以上急性加重期患者应卧床休息，极重度患者宜取身体前倾位，使辅助呼吸肌参与呼吸。视病情安排适当的活动量，以不感到疲劳、不加重症状为宜。提供安静、舒适、温湿度适宜的环境。注意保暖，避免直接吸入冷空气。

2. 饮食护理

呼吸功的增加可使热量和蛋白质消耗增多，导致营养不良。应给予高热量、高蛋白、高维生素的饮食。腹胀的患者应进软食，避免进食产气食物，如汽水、啤酒、豆类、马铃薯和胡萝卜等；避免易引起便秘的食物，如油煎食物、干果、坚果等。痰多黏稠、难以咳出者需多饮水，以达到稀释痰液的目的。

（二）病情观察

密切观察咳嗽、咳痰及呼吸困难的程度，包括痰液的颜色、量及性状，以及咳痰是否顺畅。监测生命体征、动脉血气分析和水电解质酸碱平衡情况。

（三）用药护理

遵医嘱用药，注意观察疗效及不良反应，见本章第四节"支气管哮喘"。

（四）保持呼吸道通畅

注意保持呼吸道通畅。

（五）氧疗的护理

呼吸困难伴低氧血症者，遵医嘱给予氧疗。慢性阻塞性肺疾病患者的氧疗护理一般采用鼻导管持续低流量吸氧，氧流量为 $1\sim2$ L/min，一般吸入氧浓度为 $25\%\sim29\%$，应避免吸入氧浓度过高而引起二氧化碳潴留。符合 LTOT 指征者提倡长期家庭氧疗。氧疗有效的指标为患者呼吸困难减轻、呼吸频率减慢、发绀减轻、心率减慢及活动耐力增加。

（六）呼吸功能锻炼

慢阻肺患者需要增加呼吸频率来代偿呼吸困难，这种代偿多数依赖于辅助呼吸肌参与呼吸，即胸式呼吸。但胸式呼吸的效能低于腹式呼吸，患者容易疲劳，应指导患者进行缩唇呼吸、膈式或腹式呼吸、使用吸气阻力器等呼吸功能锻炼，以加强胸、膈呼吸肌的肌力和耐力，改善呼吸功能。

1. 缩唇呼吸

缩唇呼吸的技巧是通过缩唇形成的微弱阻力来延长呼气时间，以增加气道压力，延缓小气道塌陷。具体方法为患者闭嘴经鼻吸气，然后通过缩唇（吹口哨状）缓慢呼气，同时收缩腹部；吸气时间：呼气时间为 $1:2$ 或 $1:3$；缩唇的程度与呼气流量以能使距口唇 $15\sim20$ cm 处、与口唇水平等高的蜡烛火焰随气流倾斜但又不至于熄灭为宜。

2. 膈式或腹式呼吸

患者可取直立位、平卧位或半卧位，双手分别放在前胸部和上腹部；用鼻缓慢吸气时，膈肌最大程度下降，腹肌松弛，腹部凸出，手可感到腹部向上抬起；

然后经口呼气，腹肌收缩，膈肌松弛，膈肌随着腹腔内压增加而上抬，推动肺内气体排出，手可感到腹部下降。

另外，还可在腹部放置小枕头或书等物体帮助训练腹式呼吸。吸气时物体上升则表明是腹式呼吸。缩唇呼吸和腹式呼吸每天训练 3~4 次，每次重复 8~10 次。腹式呼吸需要增加能量消耗，因此只能在疾病恢复期或出院前才能进行训练。

（七）心理护理

1. 去除产生焦虑的原因

患者因患病时间较长、社会参与减少、经济收入降低等因素逐渐失去自信，容易产生焦虑、抑郁情绪。部分患者因此不愿配合治疗，护士应帮助患者消除导致焦虑、抑郁的原因。

2. 帮助患者树立信心

护士应针对患者及家属对疾病的认知和态度以及由此引起的心理、性格、生活方式等方面的改变，与患者和家属共同制订和实施康复计划，消除诱因，定期进行呼吸功能锻炼，坚持合理用药，减轻症状，增强战胜疾病的信心。

3. 指导患者放松

教会患者缓解焦虑的方法，如听轻音乐、下棋、做游戏等娱乐活动，家属多陪伴，以分散患者注意力，减轻焦虑、抑郁情绪。

（八）健康教育

1. 疾病知识指导

教会患者和家属根据呼吸困难与活动的关系，判断呼吸困难的严重程度，以便合理安排工作和生活。使患者理解康复锻炼的意义，与患者和家属共同制订个体化康复锻炼计划，进行腹式呼吸或缩唇呼吸等呼吸功能锻炼，适当进行步行、慢跑、太极等体育运动。指导患者识别使病情恶化的因素，在呼吸道传染病流行期间，尽量避免到人群密集的公共场所。潮湿、大风、寒冷气候时避免室外活动，注意保暖，避免受凉感冒。

2. 疾病预防指导

慢阻肺的早发现和早干预十分重要。戒烟是预防的重要措施，在疾病的任何阶段戒烟都有利于防止慢阻肺的发生和发展。应对吸烟患者采取多种宣教方法劝导戒烟。避免或减少有害粉尘、烟雾或气体的吸入，防治呼吸道感染对预防慢阻肺也十分重要。对于慢支的患者应指导其进行肺通气功能的监测，及早发现慢性气流阻塞，以及时采取措施。

3. 家庭氧疗指导

护士应指导患者和家属做到：①了解氧疗的目的、必要性及注意事项；②注意用氧安全，供氧装置周围严禁烟火，防止氧气燃烧爆炸；③氧疗装置应定期更换、清洁、消毒。

第七章　慢性肺源性心脏病

慢性肺源性心脏病简称慢性肺心病，是指由于支气管-肺组织、肺血管或胸廓病变引起肺组织结构和（或）功能异常，导致肺血管阻力增加，产生肺动脉高压，继而右心室结构或（和）功能改变的疾病。

慢性肺心病是我国常见的一种呼吸系统疾病，多继发于慢性支气管、肺疾病，尤其是慢阻肺。本病患病率存在地区差异，寒冷地区高于温暖地区，高原地区高于平原地区，农村高于城市，并随年龄增高而增加。吸烟者患病率明显高于不吸烟者，但无明显性别差异。冬春季节和气候骤变时，易导致急性发作。慢性肺心病常反复急性加重，随肺功能的损害病情逐渐加重，多数预后不良，病死率为 10%~15%，但经积极治疗可延长寿命，提高生活质量。

【病因与发病机制】

（一）病因

按原发病的部位不同，可分四类。

1. 支气管、肺疾病

慢阻肺最多见，占 80%~90%，其次为支气管哮喘、支气管扩张症、肺结核、肺尘埃沉着症、间质性肺炎等。

2. 胸廓运动障碍性疾病

较少见。严重脊椎侧后凸、脊椎结核、类风湿关节炎、胸膜广泛粘连及胸廓成形术后造成的严重胸廓或脊椎畸形，以及神经肌肉疾病如脊髓灰质炎等，均可造成胸廓活动受限、肺受压、支气管扭曲或变形，导致肺功能受损，呼吸道引流不畅，肺部反复感染，并发肺气肿或纤维化。

3. 肺血管疾病

慢性栓塞性肺动脉高压、特发性肺动脉高压、肺小动脉炎等均可引起肺血管阻力增加、肺动脉高压和右心室负荷加重，发展成慢性肺心病。

4. 其他

原发性肺泡通气不足、睡眠呼吸暂停低通气综合征及先天性口咽畸形等均可产生低氧血症，引起肺血管收缩，导致肺动脉高压，发展成慢性肺心病。

（二）发病机制

肺功能和结构不可逆改变是先决条件，发生反复的气道感染和低氧血症，导致一系列体液因子和肺血管的变化，引起肺血管阻力增加，肺动脉血管的结构重构，形成肺动脉高压。不同疾病所致肺动脉高压的机制不完全一样。

1. 肺动脉高压

（1）肺血管阻力增加的功能性因素

肺血管收缩在低氧性肺动脉高压的发生中起到关键作用。缺氧、二氧化碳潴留及呼吸性酸中毒使肺血管收缩、痉挛。缺氧是形成肺动脉高压最重要的因素，而体液因素在缺氧性肺血管收缩中也占据重要地位。缺氧可使肺组织中收缩血管的活性物质增多，使肺血管收缩，血管阻力增加。内皮源性舒张因子和内皮源性收缩因子的平衡失调，在缺氧性肺血管收缩中也起到一定作用。缺氧可直接使平滑肌细胞膜对 Ca^{2+} 的通透性增加，直接使肺血管平滑肌收缩。另外，高碳酸血症时 H^+ 产生增多，使血管对缺氧的收缩敏感性增强，导致肺动脉压增高。

（2）肺血管阻力增加的解剖学因素

解剖学因素是指肺血管解剖结构的变化，形成肺循环血流动力学障碍。各种慢性胸、肺疾病均可导致肺血管解剖结构的变化。主要原因如下。①肺血管炎症：长期反复发作的慢阻肺及支气管周围炎，累及邻近肺小动脉，引起血管炎，导致管壁增厚、管腔狭窄或纤维化，甚至完全闭塞，导致肺血管阻力增加，产生肺动脉高压。②肺泡毛细血管损伤：随肺气肿加重，肺泡内压增高，压迫肺泡毛细血管，造成毛细血管管腔狭窄或闭塞。肺泡壁破坏造成毛细血管网的毁损，肺泡毛细血管床减损超过 70% 时可出现肺循环阻力增大。③肺血管重构：慢性缺氧使肺血管收缩，管壁张力增高；同时缺氧时肺内产生多种生长因子，可直接刺激管壁平滑肌细胞、内膜弹力纤维和胶原纤维增生，使肺血管构型重构。④血栓形成：部分慢性肺心病急性发作期患者可存在肺微小动脉原位血栓形成，导致肺血管阻力增加，加重肺动脉高压。

(3) 血容量增多和血液黏稠度增加

慢性缺氧产生继发性红细胞增多，血液黏稠度增加，血流阻力随之增高。另外，缺氧可使醛固酮分泌增加，并使肾小动脉收缩，肾血流量减少，导致水钠潴留，血容量增多。血容量增多和血液黏稠度增加，可导致肺动脉压进一步升高。

2. 心脏病变和心力衰竭

肺循环阻力增加导致肺动脉高压，右心发挥代偿作用，在克服肺动脉压升高的阻力时出现右心室肥厚。随着病情进展，特别是急性加重期，肺动脉压持续升高，超过右心室代偿能力，右心失代偿而致右心室扩大和右心衰竭。慢性肺心病除发现右心室改变外，少数可发生左心室肥厚，甚至导致左心衰竭。

3. 其他重要器官的损害

缺氧和高碳酸血症还可导致其他重要器官如脑、肝、肾、胃肠、血液系统及内分泌系统等发生病理改变，造成多器官的功能损害。

【临床表现】

本病发展缓慢，临床上除原有肺、支气管、胸廓疾病的各种症状和体征外，主要是逐步出现肺、心功能障碍以及其他脏器功能损害的表现。可分为代偿期与失代偿期。

(一) 肺、心功能代偿期

1. 症状

咳嗽、咳痰、气促，活动后可有心悸、呼吸困难、乏力和活动耐力下降。急性感染可使上述症状加重。较少出现胸痛、咯血。

2. 体征

可有不同程度的发绀和肺气肿体征，偶有干、湿啰音，心音遥远，三尖瓣区可出现收缩期杂音或剑突下心脏搏动增强，提示有右心室肥厚。

（二）肺、心功能失代偿期

1. 呼吸衰竭

（1）症状

呼吸困难加重，常出现在夜间，常有头痛、失眠、食欲减退、白天嗜睡，甚至出现表情淡漠、神志恍惚、谵妄等肺性脑病的表现。

（2）体征

明显发绀、球结膜充血、水肿，严重时可有颅内高压的表现。腱反射减弱或消失，出现病理反射。高碳酸血症导致的周围血管扩张征象，如皮肤潮红、多汗。

2. 右心衰竭

（1）症状

明显气促、心悸、食欲缺乏、恶心、腹胀等。

（2）体征

体循环瘀血致周围性发绀更明显，颈静脉充盈或怒张，心率增快，可出现心律失常，剑突下可闻及收缩期杂音，甚至出现舒张期杂音。肝大并有压痛，肝颈静脉回流征阳性，下肢水肿，重者出现腹水。少数患者可出现肺水肿及全心衰竭的体征。

（三）并发症

可出现肺性脑病、酸碱平衡失调及电解质紊乱、心律失常、休克、消化道出血和弥散性血管内凝血及深静脉血栓形成等并发症。

【实验室及其他检查】

（一）胸部 X 线检查

除原有肺、胸基础疾病及急性肺部感染的特征外，尚有肺动脉高压症。X 线诊断标准：①右下肺动脉干扩张，其横径大于等于 15 mm，或其横径与气管横径比值大于等于 1.07，或动态观察右下肺动脉干增宽大于 2 mm；②肺动脉段明显突出或其高度高于等于 3 mm；③中央动脉扩张，外周血管分支纤细，形成"残根"征；④圆锥部显著凸出（右前倾斜位 45°）或其高度高于等于 7 mm；⑤右心室增大等。上述皆是诊断慢性肺心病的主要依据，具有其中任何一项均可诊断。

（二）心电图检查

心电图检查对慢性肺心病的诊断阳性率是 60.1% ~ 88.2%。心电图诊断标准：①额面平均电轴大于等于 $+90°$；②V_1 导联 $R/S \geq 1$；③重度顺钟向转位（V_5 导联 $R/S \leq 1$）；④$R_{V_1} + S_{V_5} \geq 1.05$ mV；⑤aVR 导联 R/S 或 $R/Q \geq 1$；⑥$V_1 \sim V_3$ 导联呈 QS、Qr 或 Qr 特点（与心肌梗死酷似，应注意鉴别）；⑦肺型 P 波。具有上述任何一项均可诊断。

（三）超声心动图检查

超声心动图诊断肺心病的阳性率是 60.6% ~ 87.0%。超声心动图诊断标准：①右心室流出道内径大于等于 30 mm；②右心室内径大于等于 20 mm；③右心室前壁厚度大于等于 5 mm 或前壁搏动幅度增强；④右肺动脉内径大于等于 18 mm 或肺动脉干大于等于 20 mm；⑤左右心室内径比值小于 2；⑥右心室流出道/左心房内径大于 1.4；⑦肺动脉瓣曲线出现肺动脉高压征象者。

（四）血气分析

慢性肺心病失代偿期可出现低氧血症和（或）高碳酸血症，甚至呼吸衰竭。

（五）血液检查

红细胞计数及血红蛋白水平升高，全血及血浆黏度可增加；合并感染时白细胞总数增高，中性粒细胞增加。部分患者血清学检查可有肝、肾功能的异常，以及电解质如血清钾、钠、氯、钙、镁等异常。

（六）其他

慢性肺心病合并感染时痰细菌学检查可明确病原体，药物敏感试验可指导选用抗生素。肺功能检查对早期或缓解期慢性肺心病患者有意义。

【诊断要点】

根据患者有慢性支气管炎、肺气肿、慢阻肺、其他胸肺疾病病史，或肺血管病变，临床上出现肺动脉高压、右心室增大或右心功能不全的征象，结合心电图、X线胸片和超声心动图有肺动脉增宽、右心增大和肥厚的征象，可明确诊断。

【处理原则】

（一）肺、心功能失代偿期

处理原则为积极控制感染，保持呼吸道通畅，改善呼吸功能，纠正缺氧和二氧化碳潴留，控制呼吸衰竭和心力衰竭，防治并发症。

1. 控制感染

呼吸系统感染是引起慢性肺心病急性加重导致肺、心功能失代偿的常见原因之一，需积极控制感染。常用青霉素类、氨基糖苷类抗生素、喹诺酮类及头孢菌素类药物。还应注意继发真菌感染的可能。

2. 控制呼吸衰竭

给予支气管扩张药、祛痰药等治疗，保持呼吸道通畅，改善通气功能，合理氧疗以纠正缺氧和二氧化碳潴留，需要时给予无创正压通气或气管插管有创正压通气治疗。

3. 控制心力衰竭

慢性肺心病患者一般经积极控制感染、改善呼吸功能、纠正缺氧和二氧化碳潴留后，心力衰竭便能得到改善，不需要使用利尿药和正性肌力药。但治疗无效者或严重心力衰竭者，可适当选用利尿药、正性肌力药或血管扩张药。

（1）利尿药

具有增加尿量、消除水肿、减少血容量、减轻右心前负荷的作用。原则上选用作用温和的利尿药，宜短期、小剂量、联合使用保钾利尿药。如氢氯噻嗪 25 mg，每天 1~3 次，一般不超过 4 d，联合使用螺内酯 20~40 mg，每天 1~2 次。重度而急需利尿者可使用呋塞米（速尿）20 mg，口服或肌内注射。

（2）正性肌力药

由于慢性缺氧及感染，慢性肺心病患者对洋地黄类药物耐受性降低，易发生中毒，出现心律失常。因此，是否应用正性肌力药应持慎重态度，应用指征包括：①感染已控制、呼吸功能已改善、利尿药治疗后右心功能无改善者。②以右心衰竭为主要表现而无明显感染者。③合并室上性快速心律失常者。④合并急性左心衰竭者。原则上应选用作用快、排泄快的洋地黄类药物，剂量宜小（一般为常规剂量的 1/2 或 2/3 量），静脉给药。如毒毛花苷 K 0.125~0.25 mg，或毛花苷 C 0.2~0.4 mg，加入 10% 葡萄糖液中静脉缓慢注射。

（3）血管扩张药

钙通道阻滞剂、一氧化氮、川芎嗪等可使肺动脉扩张、减低肺动脉高压、减轻右心负荷，但效果不如治疗其他心脏病明显。

4. 防治并发症

（1）心律失常

一般经抗感染、纠正缺氧等治疗后，心律失常可自行消失。如持续存在，可根据心律失常的类型选用药物。

（2）肺性脑病

按肺性脑病进行治疗。

（3）水、电解质及酸碱失衡

呼吸性酸中毒以畅通气道纠正缺氧和解除二氧化碳潴留为主。呼吸性碱中毒合并代谢性酸中毒常需补碱治疗。呼吸性酸中毒合并代谢性碱中毒常合并低钠、低钾、低氯等电解质紊乱，需根据具体情况治疗。

（4）休克

慢性肺心病导致休克并不多见，一旦出现，提示预后不良。应积极予以抗休克治疗。

（5）消化道出血

慢性肺心病并发的消化道出血除了针对消化道出血的治疗外，还需进行病因治疗和预防治疗。

（6）深静脉血栓

应用普通肝素或低分子肝素以防止肺微小动脉原位血栓的形成及深静脉血栓形成。

（二）肺、心功能代偿期

原则上可采用中西医结合的综合治疗方法，目的是增强患者的免疫功能，去除诱发因素，预防感染，减少或避免急性加重的发生，使肺、心功能得到部分或全部恢复，如长期家庭氧疗、调节免疫功能和营养疗法等，以改善生活质量。

【护理诊断/问题】

（一）气体交换受损

与肺血管阻力增高引起肺淤血、肺血管收缩导致肺血流量减少有关。

（二）清理呼吸道无效

与呼吸道感染、痰液多而黏稠有关。

（三）体液过多

与心排血量减少、肾血流灌注量减少有关。

（四）有皮肤完整性受损的危险

与水肿、长期卧床有关。

（五）潜在并发症

肺性脑病、心律失常、休克、消化道出血。

【护理措施】

（一）一般护理

1. 休息与活动

告知患者充分休息有助于心肺功能的恢复。在心肺功能失代偿期，应绝对卧床休息，协助患者采取舒适体位，如半卧位或坐位，以减少机体耗氧量，促进心肺功能的恢复，减慢心率及减轻呼吸困难。代偿期鼓励患者进行适量活动，以量力而行、循序渐进为原则，活动量以不引起疲劳、不加重症状为度。对于卧床患者，应协助定时翻身、更换姿势。开始时指导患者在床上进行缓慢的肌肉松弛活动，如上肢交替前伸、握拳，下肢交替抬离床面，松弛平放床上；依据患者的耐受能力逐渐增加活动量。鼓励患者进行呼吸功能锻炼，提高活动耐力。指导患者采取既有利于气体交换又节省能量的姿势，如站立时，背倚墙，使膈肌和胸廓松弛，全身放松。坐位时凳子高度合适，两足正好平放在地，身体稍向前倾，两手摆在双腿上或趴在小桌上，桌上放软枕，使患者胸椎与腰椎尽可能在同一直线上。卧位时可抬高床头，并略抬高床尾，使下肢关节轻度屈曲。

2. 饮食护理

给予高热量、高纤维素、易消化的清淡饮食，避免产气食物，防止因便秘、腹胀而加重呼吸困难。如患者出现水肿、腹腔积液或尿少时，应限制钠水摄入，每天钠盐低于 3 g、水分低于 1500 ml、蛋白质 1.0~1.5 g/kg，由于糖类可增加 CO_2 生成量，增加呼吸负担，含糖高的食物可引起痰液黏稠，故一般糖类低于等于60%。少食多餐，减少用餐时的疲劳。进餐前后漱口，保持口腔清洁，促进食欲。必要时遵医嘱静脉补充营养。

（二）皮肤护理

注意观察全身水肿情况、有无压疮发生。因慢性肺心病患者常有营养不良和身体下垂部位水肿，若长期卧床，容易出现压疮。指导患者应穿宽松、柔软的衣服；定时更换体位，受压处海绵垫或垫气圈，或使用气垫床。

（三）病情观察

观察患者的生命体征、尿量及意识状态；注意观察有无发绀和呼吸困难及其严重程度；定期监测动脉血气分析；观察有无心悸、胸闷、腹胀、下肢水肿等右心衰竭的表现；密切观察患者病情变化，如出现头痛、烦躁不安、神志改变等肺性脑病症状时，及时通知医生并协助处理。

（四）用药护理

①对二氧化碳潴留、呼吸道分泌物多的重症患者慎用镇静药、麻醉药、催眠药，如必须用药，使用后需注意观察是否有神志改变、抑制呼吸和咳嗽反射减弱的情况。②应用利尿药后易出现低钾、低氯性碱中毒，痰液黏稠不易排出和血液浓缩，加重缺氧，应注意观察及预防。使用排钾利尿药时，督促患者遵医嘱补钾。利尿药尽可能在白天给药，避免夜间频繁排尿而影响患者睡眠。③使用洋地黄类药物时，应询问有无洋地黄用药史，用药前应注意测量患者的脉率，纠正缺氧，防止低钾血症，遵医嘱准确用药，注意观察药物毒性反应，如恶心、呕吐、腹泻、色视、头痛、心律失常等。④应用血管扩张药时，注意观察患者心率及血压情况。血管扩张药在扩张肺动脉的同时也扩张体循环动脉，反射性造成血压下降、心率增快、氧分压下降、二氧化碳分压上升等不良反应。⑤使用抗生素时，注意观察感染控制的效果、有无继发性感染。

（五）症状体征护理

呼吸困难、咳嗽与咳痰的护理。

（六）潜在并发症

肺性脑病的处理。

1. 休息和安全

患者绝对卧床休息，呼吸困难者取半卧位，有意识障碍者，应予以床挡进行安全保护，必要时专人护理。

2. 氧疗的护理

持续低流量、低浓度给氧，氧流量 1~2 L/min，浓度为 25%~29%。防止高浓度吸氧抑制呼吸，加重缺氧和二氧化碳潴留。

3. 用药护理

遵医嘱使用呼吸兴奋药，观察药物的疗效和不良反应。出现心悸、呕吐、震颤、惊厥等不良反应，立即通知医生并协助处理。

4. 病情观察

定期监测动脉血气分析，密切观察病情变化，及时识别肺性脑病症状，如出现头痛、烦躁不安、表情淡漠、神志恍惚、精神错乱、嗜睡和昏迷等时，及时通知医生并协助处理。

(七) 健康教育

1. 疾病预防指导

由于慢性肺心病是各种原发性肺胸疾病晚期的并发症，应对高危人群进行宣传教育，劝导戒烟，积极防治支气管、肺和肺血管等基础疾病，预防肺动脉高压、慢性肺心病的发生与发展。

2. 疾病知识指导

使患者和家属了解疾病发生、发展过程，减少反复发作的次数。积极防治原发病，避免和防治各种可能导致病情急性加重的诱因，如戒烟、避免刺激性气体、防止受凉，坚持家庭氧疗等。加强饮食营养，以保证机体康复的需要。病情缓解期应根据肺、心功能及体力情况进行适当的体育锻炼与呼吸功能锻炼，如散步、练气功、打太极拳、腹式呼吸、缩唇呼吸等，改善呼吸功能，提高机体免疫功能，增强抗病力。告知患者及家属病情变化的征象，如体温升高、呼吸困难加重、咳嗽剧烈、咳痰不畅、尿量减少、水肿明显或发现患者神志淡漠、嗜睡、躁动、口唇发绀加重等，均提示病情变化或加重，需及时到医院就诊。

第八章　原发性支气管肺癌

原发性支气管肺癌，简称肺癌，是起源于支气管黏膜或腺体的恶性肿瘤，是当今世界最常见的恶性肿瘤之一在我国，随着诊断方法的进步，化疗药物的更新，以及规范化、个体化的多学科综合性治疗技术的进展，肺癌患者的缓解率和长期生存率已有所提高。

【病因与发病机制】

病因尚未明确，但通常认为与下列因素有关。

（一）吸烟

吸烟是肺癌发病率和死亡率持续增高的主要因素。吸烟者肺癌的发生率比不吸烟者平均高 9~10 倍。香烟烟雾中含有多种致癌物质，如尼古丁、苯并芘、亚硝胺、放射性元素钋等。吸烟与支气管上皮细胞纤毛脱落、上皮细胞增生、鳞状上皮化生、核异形变等病理改变密切相关。研究已证实，吸烟量与肺癌的发生呈正相关：初始吸烟年龄越小，吸烟时间越长，吸烟量越大，香烟中焦油和尼古丁的含量越高，则肺癌的发病率越高。戒烟后，肺癌发病的危险性逐年降低，1~5 年后可减半，戒烟持续 15 年后，戒烟者的肺癌发病率与不吸烟者相近。

大量研究表明，被动吸烟、环境吸烟与肺癌发生密切相关。丈夫吸烟的非吸烟妻子中，发生肺癌的危险性是非吸烟夫妻家庭中妻子的 2 倍，其危险性随丈夫的吸烟量而升高。

（二）职业

致癌因子石棉、砷、铬、铍、煤焦油、芥子气、氯甲甲醚、烟草的加热产物以及铀、镭等放射性物质衰变时产生的氡和氡子气，电离辐射和微波辐射等是目前已被确认的致人类肺癌的职业因素，这些因素可使肺癌发生的危险性增加 3 ~ 30 倍。

（三）空气污染

空气污染包括室内小环境和室外大环境污染。室内小环境污染包括被动吸烟、烧煤和烹调产生的致癌物。室外大环境污染包括汽车废气、工业废气、公路沥青等含有的致癌物质，其中主要是苯并芘。有研究表明，吸烟和橡胶职业暴露有明显的相加作用；农村肺癌的发病率明显低于城市，中、小城市的发病率又低于大城市，皆与大城市的空气污染有一定的关系。

（四）电离辐射

大剂量电离辐射可引起肺癌。不同射线的辐射产生的致癌效应不同。

（五）饮食与营养

食物中天然维生素 A、β 胡萝卜素能够抑制化学致癌物诱发的肿瘤，维生素 A 为抗氧化剂，可直接干扰癌变过程。研究表明，较少食用含 β 胡萝卜素的蔬菜和水果者，患肺癌的危险性增高。

（六）其他诱发因素

结核病也是肺癌的发病因素之一，有结核病者患肺癌的危险性是正常人群的 10 倍。此外，病毒感染、真菌霉素（黄曲霉）、机体免疫功能低下、内分泌失调等因素，对肺癌的发生可能也起一定的作用。

（七）遗传和基因改变

人类已经认识到肺癌可能是一种外因通过内因发病的疾病。上述的各类外因可诱发原癌基因的活化、抑癌基因的失活、自反馈分泌环的活化和细胞凋亡的抑制，从而导致细胞生长失控。遗传因素和肺癌的相关性也已经被研究证实，许多基因与肺癌的易感性有关。肺癌患者常有第三条染色体短臂部分位点发生基因变异或缺失。

【病理和分类】

（一）按解剖学部位分类

1. 中央型肺癌

中央型肺癌是发生在段支气管至主支气管的肺癌。以鳞状上皮细胞癌和小细胞癌较多见，约占 3/4。

2. 周围型肺癌

周围型肺癌是发生在段支气管以下的肺癌，以腺癌较为多见，约占 1/4。

（二）按组织病理学分类

1. 非小细胞肺癌

非小细胞肺癌包括鳞状上皮细胞癌（鳞癌）、腺癌、大细胞癌、腺鳞癌、类癌、肉瘤样癌、涎腺型癌等。

（1）鳞癌

是肺癌中常见的类型，约占原发性肺癌的 50%。包括乳头状型、透明细胞型，以中央型肺癌多见，最易发生在主支气管腔，易发展成息肉或无蒂肿块，癌肿向管腔内生长，早期常引起支气管狭窄，导致肺不张或阻塞性肺炎。鳞癌组织易发生变性、坏死、形成空洞或癌性肺脓肿。

（2）腺癌

约占原发性肺癌的 25%，包括腺泡状腺癌、乳头状腺癌、支气管肺泡癌、实体癌黏液形成。腺癌倾向于向管外生长，但也可循泡壁蔓延，常在肺边缘部形成肿块。腺癌早期即可侵犯血管、淋巴管，转移较早，常在原发瘤引起症状前已经转移肝脏、脑和骨，更易累及胸膜引起胸腔积液。

（3）大细胞癌

较少见，是一种未分化细胞癌，细胞较大，但大小不一，常呈多角形或不规则形，实性巢状排列，常见大片出血性坏死。大细胞癌可发生在肺门附近或肺边缘的支气管，转移较晚，手术切除机会较大。

（4）其他

腺鳞癌、类癌、肉瘤样癌、涎腺型癌等。

2. 小细胞肺癌

小细胞肺癌包括燕麦细胞型、中间细胞型、复合燕麦细胞型，较早出现淋巴和血行转移，是肺癌中恶性程度最高的一种，转移发生早，在各型肺癌中，预后最差。细胞质内含有神经内分泌颗粒，具有内分泌和化学受体功能，能分泌5-羟色胺、儿茶酚胺、组胺、激肽等肽类物质，可引起类癌综合征，还能分泌促肾上腺皮质激素样物、抗利尿激素和促性腺激素等，引起库欣综合征和水电解质失衡。

【临床表现】

肺癌的临床表现与肿瘤发生部位、大小、类型、发展阶段、有无并发症或转移有密切的关系。多数患者在就诊时已有症状，5%～15%的患者无症状，仅在常规体检、胸部影像学检查时发现。

（一）由原发肿瘤引起的症状和体征

1. 咳嗽

是肺癌的早期症状，常表现为无痰或少痰的刺激性干咳。当肿瘤引起支气管狭窄时，咳嗽加重，多表现为持续性咳嗽，呈高调金属音性咳嗽或刺激性呛咳。细支气管-肺泡细胞癌患者常咳大量黏液痰。继发感染时，呈黏液脓痰，痰量增多。

2. 血痰或咯血

多见于中央型肺癌。肿瘤向管腔内生长的患者常间断或持续性痰中带血或间断血痰。如果癌肿表面糜烂严重侵蚀大血管时，可导致大咯血。

3. 喘鸣或气短

肿瘤向气管内生长导致支气管狭窄；肺门淋巴结转移时，肿大的淋巴结压迫主支气管或隆突，引起支气管部分阻塞；或癌肿转移至胸膜及心包则引起大量胸腔积液和心包积液。上述病理改变均可引起气短、喘息、呼吸困难，偶有喘鸣，听诊时可闻及局限或单侧哮鸣音。

4. 体重下降

肿瘤发展到晚期，由于肿瘤毒素、长期消耗、感染及疼痛导致患者食欲减退，患者消瘦明显，表现为恶病质。

5. 发热

肿瘤组织坏死和肿瘤引起的阻塞性肺炎均可引起发热，阻塞性肺炎反复发作，抗生素治疗效果不佳。

（二）局部扩展引起的症状和体征

1. 胸痛

由于癌肿直接侵犯胸膜、肋骨和胸壁，引起不同程度胸痛。近半数患者有模糊不清或难以描述的胸痛或钝痛；癌肿压迫肋间神经，胸痛累及该神经分布区。当癌肿侵犯肋骨和脊柱时，局部有压痛点，疼痛与呼吸、咳嗽无关。

2. 呼吸困难

肿瘤压迫大气道引起呼吸困难。

3. 咽下困难

癌肿侵犯或压迫食管可引起咽下困难、支气管-食管瘘，继发肺部感染。

4. 声音嘶哑

癌肿直接压迫或转移至纵隔淋巴结压迫喉返神经（左侧多见）可引起声音嘶哑。

5. 上腔静脉阻塞综合征

转移性淋巴结压迫上腔静脉或右上肺原发性肺癌侵犯至上腔静脉，或腔静脉内的癌栓阻塞静脉均可使上腔静脉回流受阻。患者表现为头面部和上半身瘀血水肿，颈静脉扩张，颈部肿胀。患者常主诉领口进行性变紧，在其前胸壁可见扩张的静脉侧支循环。

6. 霍纳综合征

肺尖部肺癌（又称肺上沟瘤）易压迫颈部交感神经，引起患侧眼睑下垂、瞳孔缩小、眼球内陷，同侧额部与胸壁少汗或无汗。若癌肿压迫臂丛神经，造成以腋下为主、向上肢内侧放射的烧灼样疼痛，在夜间尤甚。

7. 胸腔积液

约 10%的患者有不同程度的胸腔积液，提示肿瘤转移累及胸膜或淋巴回流受阻。

（三）胸外转移引起的症状和体征

3%～10%的肺癌患者可有胸腔外转移的症状和体征。小细胞肺癌多见，其余依次为未分化大细胞肺癌、腺癌、鳞癌。

1. 中枢神经系统转移

表现为眩晕、复视，少数患者有癫痫发作、偏瘫、小脑功能障碍、定向力和语言障碍。此外，由于癌肿侵犯脑实质和神经系统，患者还可出现小脑皮质变性、外周神经病变、肌无力及精神症状。严重时出现恶心、喷射性呕吐、剧烈头痛、视盘水肿等颅内高压的症状。

2. 骨转移

常转移至股骨、肱骨、脊柱、骨盆和关节，可引起骨痛、病理性骨折和关节腔积液。当转移至肋骨、脊椎、骨盆时，局部可有疼痛和压痛。癌肿转移至脊柱后，可致椎管狭窄，引起脊神经根受压、脊髓受压的症状。癌肿对骨的破坏多为溶骨性病变，少数为成骨性病变。

3. 腹部转移

肝转移最常见，表现为厌食、肝区疼痛、肝大、黄疸和腹腔积液等。部分小细胞肺癌可转移至胰腺，表现为胰腺炎或阻塞性黄疸。肺癌也可转移至胃肠道、肾上腺和腹膜后淋巴结，多无临床症状，经 CT、MRI 或 PET 检查可诊断。

4. 淋巴结转移

锁骨上淋巴结是肺癌转移的常见部位，可无症状。

（四）胸外表现

肺癌胸外表现指肺癌非转移性胸外表现，包括内分泌、神经肌肉、结缔组织、血液系统和血管的异常改变，又称副癌综合征。常见的有肥大性肺性骨关节病引起的杵状指/趾；异位促性腺激素引起的男性乳房发育和增生性骨关节病（多见于大细胞肺癌）；分泌促肾上腺皮质激素样物导致的库欣综合征（多见于小细胞肺癌或支气管类癌）；分泌抗利尿激素导致低钠、低渗透压；分泌异生性甲状旁腺样激素导致高钙血症（多见于鳞癌）。神经肌肉综合征导致脊髓小脑变性、周围神经病变、重症肌无力等。类癌综合征出现皮肤、心血管、胃肠道和呼吸功能异常、高钙血症。

此外，还有黑色棘皮症及皮肌炎、硬皮症、栓塞性静脉炎、非细菌性栓塞性心内膜炎、血小板减少性紫癜、毛细血管病性渗血性贫血等肺外表现。

【实验室及其他检查】

（一）细胞学检查

留取痰标本做癌脱落细胞学检查。收集上午9—10时的深咳嗽产生的新鲜痰液送检。标本送检次数以3~4次为宜。非小细胞肺癌痰脱落细胞检查阳性率可达70%~80%，比小细胞肺癌高。应保证标本新鲜，及时送检，尽可能仔细地对痰涂片进行全视野检查。

（二）影像学检查

1. 胸部 X 线检查

是发现肺癌的最基本的方法，在肺癌普查和诊断中占重要位置。通过 X 线透视或正、侧位胸片发现肺部阴影。①中央型肺癌：肿瘤发生于总支气管、叶和段支气管，出现支气管阻塞物征象，呈现段、叶局限性气肿或不张。肺不张伴有肺门淋巴结转移时呈"倒 S 状"影像，继发感染时可出现阻塞性肺炎和肺脓肿等征象。②周围型肺癌：肿瘤发生于段以下支气管，早期为局限性小斑片状阴影，逐渐成为圆形或类圆形，边缘有毛刺。③支气管-肺泡细胞癌：有结节型和弥漫型两种表现。结节型与周围型肺癌相似。弥漫型为两肺大小不等的结节状播散病灶。随病情发展，可见肺炎样片状影或支气管充气征。

2. CT 检查

可以发现普通 X 线检查所不能发现的病变，CT 易识别肿瘤有无侵犯邻近器官。低剂量 CT 是目前筛查肺癌有价值的方法。

3. 磁共振（MRI）

在明确肿瘤与大血管间的关系上优于 CT，但在发现小病灶（<5 mm）方面则不如 CT 敏感。

4. 其他影像学检查

单光子发射计算机断层显像（SPECT）可诊断肺癌骨转移，正电子发射计算机体层显像（PET）用于肺癌及淋巴结转移的定性诊断。

（三）纤维支气管镜检查

可获取病变组织供组织学诊断。对确定病变范围、明确手术指征与方式有帮助。

（四）其他

如经穿刺活检、纵隔镜检查、胸腔镜检查、肿瘤标记物检查、开胸手术肺活检等。

【诊断要点】

根据不明原因的刺激性咳嗽、咯血、胸痛、体重下降及影像学检查、支气管镜检查、组织活检等结果，结合吸烟史、家族史综合诊断。

【处理原则】

根据肿瘤的组织学检查结果确定肺癌的治疗方案。

（一）SCLC 的治疗

SCLC 的治疗主要采用化疗或放射治疗（简称放疗）和化疗结合的治疗方

法。一线化疗药物有顺铂、卡铂、依托泊苷、伊立替康等，通常选择 2 种或 2 种以上的药物联合用药。常用的联合用药有依托泊苷加顺铂或卡铂，每 3 周一次，共 4~6 个周期。放疗对 SCLC 的治疗效果较好，分为根治性和姑息性两种。根治性放疗用于病灶局限，因解剖原因不便手术或患者不愿意手术者。姑息性放疗的目的在于抑制肿瘤的发展和缓解症状。

（二）NSCLC 的治疗

NSCLC 对化疗的反应较 SCLC 差，但一般为局限性，可采取手术或放疗的方法。根治性放疗适用于Ⅲ期及不能耐受手术的Ⅰ、Ⅱ期 NSCIC 患者（已有远处转移、恶心胸腔积液或累及心脏者除外）。手术方式取决于病变的部位和肿瘤的大小。常见的手术方式有肺叶切除术、肺段切除术和全肺切除术等。可耐受手术的Ⅰa、Ⅰb、Ⅱa、Ⅱb 期 NSCLC 患者，首选手术治疗。胸腔镜电视辅助胸部手术可用于Ⅰ期肺癌和肺功能欠佳的周围型病变的患者。

【护理诊断/问题】

（一）焦虑与恐惧

与确诊后患者预感到死亡威胁有关。

（二）气体交换受损

与癌肿所致的肺组织病变、癌肿阻塞支气管、呼吸道分泌物潴留、肺换气功能降低等因素有关。

（三）疼痛

与癌细胞浸润、癌肿瘤压迫或转移有关。

（四）营养失调：低于机体需要量

与癌肿致机体过度消耗、压迫食管致吞咽困难、化疗反应致食欲减退、摄入量不足有关。

（五）潜在并发症

化疗/放疗不良反应、肺部感染、呼吸衰竭、放射性食管炎、放射性肺炎、支气管胸膜瘘、肺水肿等。

【护理措施】

（一）一般护理

1. 休息与活动

接受放疗、化疗的患者，应多卧床休息，以减少机体消耗和治疗的不良反应。病情严重需长期卧床者，医护人员与患者一起调整休息与活动计划，做好床单位基础护理，嘱患者保持舒适体位，病情许可，鼓励其经常变换体位，进行主动或被动的床上运动，以避免压疮、肺部感染、下肢静脉血栓形成、肌肉萎缩等并发症发生。早期肺癌患者手术后，可循序渐进地适当活动，出院后，可参加适当的文体活动，有利于心身功能的恢复。

2. 饮食护理

癌症使机体过度消耗，加之化疗引起的严重胃肠道反应，致患者的食欲减退、摄入量不足，出现营养不良或恶病质。通过以下饮食护理维持患者的营养。

（1）宣教

向患者及家属说明营养对治疗和康复的意义，与患者和家属共同制订既适合患者的饮食习惯，又有利于其身体康复的饮食计划。

（2）食物的选择

给予高蛋白、高热量、高维生素、易消化吸收、适合其口味的食物；避免地瓜、韭菜等产气食物，避免油炸、辛辣等刺激性食物。

（3）放疗、化疗期间的饮食护理

化疗过程中患者常出现厌食、恶心、顽固性呕吐、腹痛、腹泻等严重的胃肠道症状，应做好如下护理。①化疗前向患者讲解胃肠道反应的原因、症状及应对措施。②根据患者的喜好调配好食物的色、香、味；应清淡饮食，多饮水，以减轻化疗的不良反应。③就餐护理：创造舒适、愉快的进餐环境，尽可能安排患者与他人共同进餐；少量多餐、缓慢进食；餐前、餐后休息片刻。④必要时餐前遵医嘱给予镇吐药；呕吐时给予心理支持，采取舒适卧位；呕吐后清洁口腔，及时去除呕吐物。⑤特殊情况的饮食护理：吞咽困难者应给予流质饮食，缓慢进食，取半卧位以免发生呛咳、吸入性肺炎甚至窒息。病情危重者可采取喂食、鼻饲；对进食不能满足机体营养需要的患者，可酌情静脉输注复方氨基酸、脂肪乳剂、全血、血浆或血白蛋白等营养物质，以改善其营养状况。

（二）心理护理

当患者得知自己患肺癌时，会产生恐惧、无助、绝望的情绪，护士应通过多种途径给患者及家属提供心理支持。

1. 良好的沟通

为患者提供安静舒适的缓解，避免精神紧张的因素；耐心倾听患者诉说，鼓励其表达自己的感受，取得患者及其家属的信任。根据其年龄、职业、文化程度、信仰、性格、家庭情况，制定个案化的心理疏导方案，有的放矢地劝导患者，调整其情绪，使患者以积极的心态接受治疗。

2. 共同参与

根据患者对疾病的知晓程度、心理承受力和家属的意见，选择适当的内容、以适当的方式与患者讨论病情和护理方案，介绍治疗相关知识，使患者明确和认可配合治疗的任务。如家属特别要求将病情对患者保密时，应在有利于患者的前提下，谨慎权衡知情同意权和患者利益之间的平衡，协同家属采取信息保护性措施，合理隐瞒，配合家属要求，维持患者的良好心态。

3. 心理和社会支持

向患者介绍治疗成功的病例，以增强患者的治疗信心，帮助患者建立良好、有效的社会支持系统，鼓励家庭成员和朋友定期看望患者，使患者感受到关爱，增强信心、激起生活的热情，使患者克服恐惧、绝望心理，以积极的心态对抗疾病。

（三）病情观察

密切观察患者的生命体征，特别注意咳嗽、血痰、咯血、喘鸣、胸痛、呼吸节律、呼吸深度、呼吸频率等情况，观察患者的皮肤黏膜、营养状况、疼痛的部位和疼痛的规律，监测血氧饱和度、血气分析、血生化指标等是否正常，掌握患者的病情进展情况。

（四）症状体征的护理

1. 咳嗽、咳痰

及时清除呼吸道分泌物，痰液黏稠不易咳出者，行超声雾化稀释痰液。支气管分泌物较多者，行体位引流，必要时经支气管镜吸出分泌物。正确留取痰标本，观察和记录痰液或咳血的量、颜色、黏稠度及气味。必要时遵医嘱给予祛痰药、支气管扩张剂等药物，改善患者的呼吸功能。

2. 呼吸困难

有呼吸困难者应卧床休息，半卧位，吸氧。指导患者练习腹式呼吸、有效咳嗽和翻身。

3. 胸痛

（1）正确评估和记录疼痛状况。

①观察记录胸痛的部位、性质、程度及镇痛的效果，观察疼痛持续、缓解或再发生的时间及其规律。常用 0~10 数字评估量表描述疼痛，0 代表无痛，1~4 级为轻微疼痛，5~6 级为中度疼痛，7~9 级为严重疼痛，10 级为剧烈疼痛（无法控制）。②了解疼痛对患者的睡眠、进食、活动等生活的影响程度。

（2）解释疼痛的原因及应对的方法。

教会患者正确描述疼痛的程度及专业注意力的技巧，帮助患者找出有效地减轻疼痛的方法。

（3）避免加重疼痛的因素。

①预防上呼吸道感染尽量避免咳嗽，必要时给镇咳药。②活动困难者，更换体位时小心搬动患者，防止用力不当引起病变部位疼痛。③协助胸痛患者用手或

枕头护住胸部，以减轻深呼吸、咳嗽或变换体位所引起的疼痛。

（4）必要时遵医嘱给予药物镇痛。

（五）用药护理

镇痛药护理如下。①按需按时给药：因疼痛影响日常生活者，及早给予有效的镇痛药。尽量口服给药，应定时给药，1 次/3～6 h，而不是患者发作时再给药。②严格控制药物剂量：止痛药剂量应从小剂量开始逐渐增至患者疼痛消失为止。给药时应遵循 WHO 推荐的阶梯给药原则。③观察止痛效果：严密观察疼痛缓解的程度和镇痛作用持续的时间。当原有的止痛方案已不能有效止痛时，应及时通知医生，重新调整止痛方案。④预防镇痛药的不良反应：使用阿片类药物镇痛者，应密切观察有无便秘、恶心、呕吐、嗜睡、精神依赖等不良反应。嘱患者多食富含纤维素的蔬菜和水果，必要时给予口服番泻叶冲剂，以预防和缓解便秘。

（六）化疗、放疗护理

在肺癌患者的病理进展及治疗过程中有可能发生多种复杂的并发症，特别是放疗、化疗期间可能会出现皮肤黏膜受损、静脉炎、静脉血栓、脏器功能障碍、感染、出血等并发症。应做好如下护理。

1. 保护皮肤黏膜

放疗、化疗均可发生不同程度的皮肤、黏膜损伤。应保持皮肤清洁干燥，禁用肥皂洗澡、粗毛巾搓擦，局部潮湿时用软毛巾吸干。穿柔软、宽松的棉质衣服。

（1）化疗期间的局部皮肤组织护理

治疗时严防药液外渗，如果注射部位刺痛、烧灼或水肿，则提示药液外漏，需立即停止用药并更换注射部位。根据不同的化疗药物的特点用相应的解毒药在漏药部位周围做菱形皮下封闭。

（2）脱发护理

让患者了解化疗、放疗脱发是可逆性反应，治疗结束后头发可再生；化疗前头颅置冰帽，以减轻脱发。协助脱发患者选购合适的发套，避免因外观改变所致的负性情绪。

（3）放疗期间的皮肤护理

照射野皮肤禁摩擦、理化刺激；局部皮肤出现红斑瘙痒时忌搔抓，禁用乙醇、碘酒等涂擦。照射野皮肤有脱皮时，应让其自然脱落，禁撕脱；外出时戴帽，避免阳光直接暴晒，减少阳光对照射野皮肤的刺激。

2. 预防静脉炎

静脉给药是化疗药最常用的给药途径。应有计划地从远端开始选择静脉并注意保护，避免反复穿刺同一部位。下肢静脉易形成血栓，应尽量避免使用下肢静脉给药。对刺激性强、作用时间长的药物，如果患者的外周血管条件不适合穿刺，可行深静脉置管化疗。合理安排给药顺序，掌握正确的给药方法，减少对血管壁的刺激。缓慢给药，注射前后均用生理盐水冲管。拔针前回吸少量血液在针头内，然后迅速拔针，用无菌棉球压迫穿刺部位 3~5 min。

3. 维持脏器功能

化疗药的不良反应、放疗射线对正常组织的损伤均有可能导致脏器功能障碍，因此，应了解放疗、化疗方案，掌握药物剂量、作用途径、给药方法及毒性反应和副作用，做到按时、准确用药。化疗药物应现配现用，静脉注射时注意控制速度，并严密观察患者的反应。化疗过程中应密切监测肝肾功能，准确记录出入水量，鼓励多饮水，采用水化疗法、碱化尿液等方法，以减轻化疗药物对脏器的毒性反应和副作用。放疗期间加强对照射器官功能状态的观察，对症护理，有严重不良反应时及时报告医生，暂停放疗。

4. 预防感染的护理

加强病室空气消毒，减少探视。密切监测血常规：每周查血常规 1 次，当白细胞计数低于 $3.5×10^9/L$ 时，应遵医嘱停药或减量；血小板计数低于 $80×10^9/L$、白细胞计数低于 $1.0×10^9/L$ 时，做好保护性隔离，预防交叉感染、医源性感染；对大剂量强化化疗的患者，应实施严密的保护性隔离或置于层流室。同时可给予中药调理及支持治疗，例如输血、应用升血细胞的药物等方法，提高患者的免疫力。注意保暖，防止感冒诱发肺部感染。做好口腔护理，如果患者合并口腔感染、肺部感染、肺气肿，应及时报告医生，采集痰液、咽部分泌物做细菌培养，遵医嘱给予抗生素治疗。

5. 预防出血

骨髓抑制反应是化疗中最危险的不良反应，应密切监测患者的血常规。注意有无皮肤瘀斑、齿龈出血、血尿、血便等全身出血倾向。定期检测血小板计数，当血小板计数低于 $50 \times 10^9/L$ 时，应告知患者避免外出，血小板计数低于 $20 \times 10^9/L$ 时，嘱其绝对卧床休息，并限制活动。注意安全防护，避免受伤，尽量避免肌内注射，禁用硬毛牙刷刷牙。保持室内适宜的温度及湿度，患者的鼻黏膜和口唇部可涂液状石蜡防止干裂，静脉穿刺时慎用止血带，注射完毕时压迫针眼 5 min，严防利器损伤患者皮肤。

【健康教育】

（一）疾病知识指导

劝告患者停止吸烟，让患者了解吸烟会刺激肺、气管及支气管，使气管及支气管分泌物增加，支气管上皮纤毛活动减少或丧失活力，不利于痰液咳出，易发生肺部感染。指导患者配合放疗、化疗，督促其坚持按疗程治疗，教会患者观察治疗的毒性反应和副作用及其预防和应对措施；告知患者在出现呼吸困难、疼痛等症状加重或不缓解时应及时就诊。合理安排休息和活动，增强抗病能力。

（二）疾病预防指导

改善工作和生活环境，减少或避免吸入被致癌物质污染的空气和粉尘。指导肺癌高危人群定期进行体检，以便早发现、早治疗。对 40 岁以上长期重度吸烟有下列情况者应劝导其进行有关排癌检查：无明显诱因的刺激性干咳持续 2~3 周，治疗无效；或原有慢性肺部疾病，咳嗽性质改变者；持续或反复无其他原因可解释的短期内痰中带血者；反复发作的同一部位的肺炎；原因不明的肺脓肿，无明显症状、无异物吸入史，抗炎治疗效果不佳者；原因不明的四肢关节疼痛及杵状指（趾）；X线显示局限性肺气肿或段、叶性肺不张；孤立性圆形病灶和单侧位肺门阴影增大者；原有肺结核的病灶已稳定，而形态或性质发生改变者；无中毒症状的胸腔积液，尤其是血性、进行性增加者。

（三）出院指导

督促患者坚持化疗或放疗，告诉患者如果出现呼吸困难、疼痛等症状加重或不缓解时应及时随访。对晚期癌肿转移患者，要指导家属对患者临终前的护理，告知患者及家属对症处理的措施，使患者平静地走完人生最后旅途。

第九章　胸膜疾病

第一节　胸腔积液

胸膜腔是位于肺和胸壁之间的一个潜在的腔隙。正常情况下脏层胸膜和壁层胸膜之间存在微量液体，在呼吸运动时起润滑作用。胸膜腔内液体（胸液）的形成与吸收处于动态平衡状态，任何原因使胸液形成过快或吸收过缓时，均可导致胸液异常积聚，称为胸腔积液（胸水）。

【胸腔内液体循环机制】

胸液的形成主要取决于壁层胸膜和脏层胸膜毛细血管压力与胸膜腔内的压力梯度，流体静水压和胶体渗透压这两种方向相反的压力促使液体移动。脏层胸膜在胸液的形成过程中基本不起作用，脏层胸膜液体移动的净梯度几乎为零，所以，胸液大部分是由壁层胸膜淋巴管微孔重吸收。

【病因与发病机制】

许多肺、胸膜和肺外疾病均可引起胸腔积液。根据胸腔积液的发生机制和化学成分的不同分为漏出液、渗出液、血液（血胸）、脓液（脓胸）和乳糜液（乳糜胸）。常见的病因和发病机制如下：①充血性心力衰竭、缩窄性心包炎、血容量增加、上腔静脉或奇静脉受阻等因素，使胸膜毛细血管内静水压增高，胸液形成增多，产生胸腔漏出液；而低蛋白血症、肝硬化、肾病综合征、急性肾小球肾炎、黏液性水肿等疾病，使胸膜毛细血管内胶体渗透压降低，也可产生胸腔漏出液。②胸膜炎症（如肺结核、肺炎）、风湿性疾病、胸膜肿瘤、肺梗死、膈下炎症（膈下脓肿、肝脓肿、急性胰腺炎）等疾病，使胸膜的通透性增加，产生胸腔渗出液；而淋巴导管阻塞、发育性淋巴回流异常等因素使壁层胸膜淋巴引流障碍，也可产生胸腔渗出液。此外，一些药物（如氨甲蝶呤、呋喃妥因、胺碘酮等）、支气管动脉栓塞术、液体负荷过大、放疗和腹膜透析等，都可以引起渗出性或漏出性胸腔积液。③主动脉瘤破裂、食道破裂、胸导管破裂等，可导致血胸、脓胸和乳糜胸。

【临床表现】

（一）症状

胸腔积液症状的轻重取决于积液量和原发疾病的性质。

1. 咳嗽和胸痛

是胸腔积液最早出现的症状。胸痛多为单侧锐痛，并随呼吸或咳嗽加重，可向肩、颈或腹部放射。胸膜炎时，脏层胸膜和壁层胸膜有纤维蛋白性渗出，使胸膜变粗糙，呼吸过程中两层胸膜间产生摩擦而引起胸痛。随着胸腔积液增多，两层胸膜被隔开，胸痛可缓解或消失。

2. 呼吸困难

是胸腔积液最常见的症状，常伴有胸痛和咳嗽。呼吸困难是由于胸廓顺应性下降，患侧膈肌受压，纵隔移位，肺容量下降刺激神经反射所致，其严重程度与胸腔积液量有关。积液量少于 300~500 ml，症状多不明显，当胸腔积液量超过 500 ml 时，则出现明显的呼吸困难和心悸。

3. 伴随症状

随病因而异：①恶性胸腔积液是晚期恶性肿瘤的常见并发症，胸腔积液产生快，治疗效果不好，预后差，多见于中年以上的患者，伴消瘦和呼吸道或原发部位肿瘤的症状，一般无发热。②炎症性积液为渗出性，伴有咳嗽、咳痰、胸痛和发热。③结核性胸膜炎多见于青年人，常有发热、干咳、胸痛，随着胸腔积液量的增加，胸痛可缓解，但出现胸闷气促。④心力衰竭所致的胸腔积液是漏出液，有心功能不全的表现。⑤肝脓肿所伴的右侧胸腔积液是反应性胸膜炎，也可为脓胸，多有发热和肝区疼痛。

（二）体征

胸腔积液的体征与积液量有关。少量积液时，体征不明显或可闻及胸膜摩擦音。中等量、大量积液时，患侧肋间隙饱满，呼吸音减低或消失，语颤减弱，可伴有气管、纵隔向健侧移位，局部叩诊为浊音。肺外疾病引起的胸腔积液可有原发病的体征。

【实验室及其他检查】

（一）胸部 X 线检查

胸腔积液量少时，X 线呈现患侧肋膈角变钝或消失；中等量积液时，X 线呈内低外高的弧形积液影；大量积液时整个患侧胸部呈致密阴影，气管和纵隔推向健侧；平卧时积液散开，使整个肺野透亮度降低。CT 检查可显示少量胸、肺和胸膜病变、纵隔和气管旁淋巴结病变，有助于病因诊断。

（二）超声检查

超声检查胸腔积液灵敏度高，定位准确，胸腔积液处呈现液性暗区。临床上用于估计胸腔积液的量和深度，协助胸腔穿刺定位。

（三）胸腔积液检查

通过对胸腔积液的外观、细胞计数、生化成分、酶的活性、癌胚抗原检测和免疫学检查，大致可明确胸腔积液的性质和病因。

1. 外观

不同性质的胸腔积液，外观不同：渗出液颜色多样，草黄色多见，可有凝块；漏出液透明清亮，静置不凝；血性胸腔积液表现为程度不等的洗肉水样或静脉血样；乳糜胸的胸腔积液呈乳状。

2. 细胞成分

正常胸液有少量间皮细胞或淋巴细胞。渗出液的白细胞数常超过 $500\times10^6/L$。漏出液以淋巴细胞与间皮细胞为主，细胞数常低于 $100\times10^6/L$。中性粒细胞增多时，提示为急性炎症；淋巴细胞为主则多为结核性或恶性。

3. 胸腔积液 pH

正常胸腔积液的 pH 接近 7.6，pH 降低见于脓胸、食管破裂、结核性和恶性胸腔积液。

4. 胸腔积液生化成分

包括蛋白质、类脂、葡萄糖、酶和肿瘤标志物。渗出液蛋白含量超过 $30g/L$，胸腔积液/血白蛋白比值大于 0.5；漏出液蛋白含量则低于 30 g/L，漏出液和大多数的渗出液的葡萄糖定量与血糖相近。当葡萄糖含量低于 3.35 mmol/L 时可能为脓胸、类风湿关节炎、结核性和恶性胸腔积液；如果葡萄糖含量和 pH 均较低，提示肿瘤广泛浸润。

5. 病原体和免疫学检查

胸腔积液涂片查找细菌及培养，有助于病原诊断。结核性与恶性胸腔积液中干扰素水平增高；系统性红斑狼疮及类风湿关节炎引起的胸腔积液中补体 C3、C4 成分降低，免疫复合物的含量增高。

（四）胸膜活检

有经皮闭式胸膜活检、胸腔镜活检和开胸活检三种方式。胸膜活检对确定胸腔积液的病因具有重要意义。

（五）支气管镜

支气管镜用于咯血或疑有气道阻塞的患者。

【诊断要点】

根据临床表现和影像学、实验室检查，可明确有无胸腔积液和积液量。胸腔积液检查大致可确定积液的性质和原因。

【处理原则】

治疗方法包括病因治疗、减少胸腔积液、解除肺组织受压。漏出液常在纠正病因后可吸收。除恶性胸腔积液外，大多数渗出液的胸腔积液治疗效果好，患者能恢复健康。

(一) 结核性胸膜炎的处理

1. 合理的休息

营养支持和有效的对症治疗。

2. 抽液治疗

结核性胸膜炎患者胸腔积液中的蛋白含量高，易致胸膜粘连，应尽早抽尽胸腔内积液或行胸腔闭式引流，以防止和减轻粘连，解除积液对心肺和血管的压迫，改善呼吸，防止肺功能受损，同时可减轻结核中毒症状，使体温下降，有助于肺复张。大量胸腔积液者首次抽液不超过 700 ml，每周抽液 2~3 次，每次抽液量不应超过 1000 ml，直至胸腔积液完全消失。在抽液后可注入链激酶防止胸膜粘连。

抽液时并发症的处理：①复张后肺水肿或循环衰竭的处理，抽液时过多、过快，致使胸腔内压骤降，发生复张后肺水肿或循环衰竭。患者表现为剧咳、气促、咳大量泡沫痰，双肺满布湿啰音，PaO_2 下降。应立即吸氧，酌情给予糖皮质激素及利尿药，根据心肺功能调节液体入量，纠正酸碱失衡，心电监护，必要时行机械通气。②胸膜反应的处理：抽液时如果患者出现头晕、冷汗、心悸、面色苍白、脉搏细弱等表现，应考虑"胸膜反应"。须立即停止抽液，使患者平卧，必要时皮下注射 0.1% 肾上腺素 0.5 ml，密切观察病情，注意血压变化。

3. 抗结核药物治疗

结核性胸腔积液需积极治疗原发病和胸腔积液。参见本章"第八节肺结核"。

4. 糖皮质激素的应用

仅在全身结核中毒症状严重、有大量胸腔积液时，作为有效抗结核药治疗的辅助用药。通常用泼尼松 25～30 mg/d，分 3 次口服。待体温正常，全身中毒症状消退、胸腔积液明显减少时（一般疗程 4～6 周），逐渐减量至停药。停药速度不宜过快，以避免停药反弹。

（二）类肺炎性胸腔积液和脓胸

类肺炎性胸腔积液一般积液量较少，经有效抗生素治疗后可吸收。大量胸腔积液时需胸腔穿刺抽液，当胸腔积液的 pH<7.2 时需行胸腔闭式引流。

脓胸的治疗原则是控制感染、引流胸腔积液、促使肺复张、恢复肺功能。抗生素治疗在体温正常后需继续用药 2 周以上，以防复发。反复抽脓或闭式引流是脓胸最基本的治疗方法，可用生理盐水或 2% 碳酸氢钠反复冲洗胸腔，然后注入抗生素和链激酶，但支气管胸膜瘘的患者不宜冲洗胸腔，以防细菌播散。慢性脓胸可考虑手术治疗（如胸膜剥脱术）。营养支持是治疗脓胸患者的重要措施，给予高能量、高蛋白、富含维生素的饮食，纠正水、电解质、酸碱平衡紊乱，必要时可少量多次输血。

（三）恶性胸腔积液治疗

方法包括原发病的治疗和胸腔积液的治疗。

1. 去除恶性胸腔积液

需反复穿刺抽液，必要时进行持续闭式引流。目的是缓解因大量胸腔积液压迫而引起的严重呼吸困难。

2. 减少胸水的产生

反复抽液或持续引流会丢失大量蛋白，降低胸膜毛细血管内的胶体渗透压，增加胸腔积液生成量。可在抽吸胸腔积液或胸腔插管引流后，在胸腔内注入博来霉素、丝裂霉素等抗肿瘤药，或胸膜粘连剂（如滑石粉），减缓胸腔积液的产生；也可注入生物免疫调节剂如白细胞介素-2、干扰素等。经上述治疗仍不能使肺复张者，可行胸腹腔分流术或胸膜切除术。

【护理诊断/问题】

(一) 气体交换受损

与大量胸液压迫使肺不能充分扩张，气体交换面积减少有关。

(二) 体温过高

与细菌感染等因素有关。

(三) 营养失调：低于机体需要量

与胸膜炎、胸腔积液引起的高消耗状态有关。

(四) 疼痛：胸痛

与胸膜摩擦或胸腔穿刺术有关。

【护理措施】

(一) 一般护理

1. 休息与活动

合理休息可以减低机体耗氧量，使肺获得相对休息，减轻呼吸困难症状。休息的方式与活动量取决于患者的器官功能状态、肺基础疾病的性质和病变趋势。①轻症患者应减少活动，适当休息，取舒适体位。避免劳累和重体力劳动，避免跑步、打球等剧烈活动。合理安排作息时间，保证充足的睡眠，劳逸结合。②大量胸腔积液致呼吸困难、发热或中毒症状重的患者，应卧床休息，取半卧位、坐位或患侧卧位，以减少胸腔积液对健肺的压迫，利于呼吸。胸腔积液消失后还需继续休养2~3个月，避免疲劳。③待体温恢复正常，胸液抽吸或吸收后，鼓励患者逐渐下床活动，增加肺活量。恢复期根据患者心肺功能状况，可适当增加户外活动，循序渐进地增加活动量，以不疲劳、无呼吸困难、胸痛为度。

2. 饮食护理

胸腔积液的生成、脓胸的中毒病理过程和高热状态消耗了机体大量的营养物质，导致机体营养失调。应给予患者高热量、高蛋白、高维生素、易消化的半流质食物。鼓励少量多餐，必要时静脉输注营养，以补充疾病的消耗，纠正和防止低蛋白血症，利于胸腔积液的消除，提高机体的抵抗力。根据患者的心肺功能调节摄入水量。对于结核性脓胸患者，如果心、肺、肾功能尚好，可适当鼓励患者多饮水，促进毒素排出。

（二）病情观察

注意观察患者胸痛及呼吸困难的程度、体温的变化。监测心功能、血氧饱和度或动脉血气分析的改变。胸腔穿刺抽液术中、术后应密切观察其呼吸、脉搏、血压的变化，注意观察有无复张后肺水肿或循环衰竭、胸膜反应等并发症；注意穿刺处有无渗血或液体渗出。密切观察患者咳嗽、咳痰、胸腔引流液情况。观察记录胸腔积液的量、颜色、性状和气味；正确留取痰标本和胸腔积液标本。

（三）心理护理

疼痛和呼吸困难使患者产生紧张、焦虑、恐惧情绪，增加耗氧量，加重呼吸困难和缺氧。告知患者目前胸腔积液主要的治疗方法和治疗效果，消除其负性情绪，帮助患者树立康复的信心，积极配合治疗。

（四）症状体征护理

1. 呼吸困难

①保持呼吸道通畅：指导和协助患者积极排痰，及时清除呼吸道分泌物。②给氧：氧气吸入可以缓解由于气体交换面积不足导致的低氧状态。按患者的缺氧情况给予低、中流量的持续吸氧。③胸腔穿刺抽液和胸腔闭式引流的护理。④呼吸锻炼：正确的呼吸锻炼可减少胸膜粘连的发生，提高通气量。在恢复期，应每天监督患者进行缓慢的腹式呼吸。大量胸腔积液且病程较长者，督促患者通过吹气球或吹蜡烛活动促进肺复张和增减肺活量。

2. 胸痛

协助患者取患侧卧位，必要时用宽胶布固定胸壁，以减少胸廓活动幅度，减轻疼痛，或遵医嘱给予镇痛药。

（五）健康教育

1. 疾病知识指导

向患者及家属解释本病的特点及目前的病情，介绍所采用的治疗方法、药物的剂量、用法和不良反应。对结核性胸膜炎的患者特别强调强调坚持规律、全程、合理用药的重要性，即使临床症状消失，也不可自行停药，应定期复查，遵从治疗方案，防止复发。督促患者按医嘱定期复查胸片和心、肝、肾功能。

2. 疾病预防指导

嘱患者合理休息，恢复期逐渐增加活动，戒烟酒，保证营养的摄入，合理作息，保障睡眠，避免劳累和情绪波动，以提高机体免疫力，防止复发。指导患者及家属保持居室通风、干燥。指导患者不要过多、过久暴露在寒冷的环境中，注意保暖，预防感冒，尽少到人流拥挤的公共场所，减少被感染的机会，避免复发的诱因。

第二节　气　胸

当气体进入胸膜腔造成积气状态时，称为气胸。气胸是内科常见的急症，多见于男性。发生气胸后，胸膜腔内负压变为正压，致使静脉回流受阻，引起不同程度的心、肺功能障碍。气胸的主要临床特点为咳嗽、突发性胸痛和呼吸困难。

按导致气胸的原因分类，气胸分为自发性气胸、外伤性气胸和医源性气胸。自发性气胸是肺组织及脏层胸膜自发破裂，或靠近肺表面的肺大疱、细小气肿疱自发破裂，使肺及支气管内气体进入胸膜腔。自发性气胸为原发性和继发性，前者发生于无基础肺疾病的健康人，后者发生于有基础肺疾病的患者。

外伤性气胸系胸壁的直接或间接损伤所致。医源性气胸由诊断和操作治疗不当所致。本节主要介绍自发性气胸。

【病因与发病机制】

胸膜腔是一个无气体、处于负压状态的密闭腔隙。胸膜腔的无气体状态是因为毛细血管中各种气体分压的总和仅为 706 mmHg，比大气压低 54 mmHg。胸膜腔内压的负压状态是由于胸廓向外扩张，肺向内弹性回缩对抗而形成。但是，以下三种情况会导致胸膜腔内积聚气体：①肺泡与胸腔之间产生破口，气体从肺泡进入胸膜腔内直到压差消失或破口闭合；②胸壁创伤口与胸膜腔相通；③胸膜腔内有产气的微生物。前两种情况更多见。气胸时胸膜腔内变为正压，一方面失去了负压对肺的牵引作用，另一方面胸膜腔内正压对肺产生压迫，使肺失去膨胀能力，导致肺容积缩小、肺活量减低、最大通气量降低的限制性通气功能障碍。由于肺容积缩小，初期血流量并不减少，致使通气/血流比率减少，动静脉分流，出现低氧血症。大量气胸时，吸引静脉血回心的负压消失，胸膜腔内正压对血管和心脏产生压迫，使心脏充盈减少，心排血量降低，引起心率增快、血压降低，甚至休克。张力性气胸可引起纵隔移位，循环障碍，甚至窒息死亡。

（一）继发性自发性气胸

大多数自发性气胸是继发性的。COPD、肺癌、肺脓肿、肺结核及肺尘埃沉着症等肺部病变引起细支气管的不完全阻塞，形成肺大疱破裂。有些女性在月经来潮后 24~72 h 内发生气胸，称为月经性气胸，其病理机制可能是胸膜上有异位子宫内膜破裂所致。妊娠期气胸可能跟激素变化和胸廓的顺应性改变有关。

（二）原发性自发性气胸

多见于瘦高体形的男性青壮年。胸膜下肺大疱的原因可能与吸烟、瘦高体型和小气道炎症有关，也可能与非特异性炎症瘢痕或弹性纤维先天性发育不良有关。抬举重物用力过猛、剧咳、屏气，甚至大笑等，可能是促使气胸发生的诱因。航空、潜水作业而无适当防护措施，从高压环境突然进入低压环境以及机械通气压力过高时均可发生气胸。

【临床分类】

根据脏层胸膜破裂口的情况和气胸对胸腹腔内压力的影响，自发性气胸又分为闭合性（单纯性）气胸、交通性（开放性）气胸和张力性（高压性）气胸三种类型。

（一）闭合性（单纯性）气胸

胸膜破裂口较小，肺萎陷时破裂口关闭，空气不再继续进入胸膜腔。胸膜腔内压的正负取决于进入胸膜腔内的气体量。抽气后，如果胸膜腔内压力下降不再复升，表明破裂口不再漏气。

（二）交通性（开放性）气胸

当胸膜破裂口较大或两层胸膜间有粘连、牵拉时，破裂口持续开放，吸气与呼气时空气可自由进出胸膜腔。患侧胸膜腔内压在 $0\ cmH_2O$ 上下波动。抽气后胸膜腔内可呈负压，但数分钟后，胸膜腔内压力又复升至抽气前水平。

（三）张力性（高压性）气胸

胸膜破裂口呈单向活瓣或活塞，吸气时胸廓扩大，胸膜腔内压力变小，空气被吸入胸膜腔；呼气时胸膜腔内压力升高，活瓣受压而关闭，胸膜腔内空气不能排出，致使胸膜腔内气体不断积聚，压力逐渐升高（可高达 $10\sim20\ cmH_2O$），使肺脏受压，纵隔向健侧移位，导致心脏血液回流减少。抽气后胸膜腔内压可下降，但又迅速复升。此型气胸对呼吸循环的影响最大，可迅速危及生命，应立即救治。

【临床表现】

（一）症状

1. 胸痛

患者突感一侧针刺样或刀割样胸痛，持续时间较短，继之出现胸闷、呼吸困难。多数患者发生在正常活动或安静休息时，部分患者在持重物、用力过猛、剧咳、屏气或大笑等后发生胸痛，个别患者在睡眠中发生。

2. 呼吸困难

呼吸困难是最常见和最突出的症状。严重程度与有无肺基础疾病及肺功能状态、气胸发生的速度、胸膜腔内的积气量及压力等因素有关。①如果气胸发生前肺功能良好，尤其是年轻人，即使肺压缩达 80%，部分患者也可无明显呼吸困难。②若气胸发生前就有严重肺功能减退，即便胸膜腔内气体量小，也可出现明显的呼吸困难；如果气体量积聚迅速、量多，则患者表现为严重呼吸困难、不能平卧或被迫取健侧卧位，以减轻呼吸困难。③张力性气胸时，由于胸膜腔内压力骤增、患侧肺完全压缩、纵隔移位，患者可迅速出现呼吸、循环功能障碍，表现为紧张、烦躁不安、挣扎坐起、胸闷、发绀、冷汗、脉速、虚脱、心律失常，甚至出现休克、意识不清、呼吸衰竭等症状。

3. 咳嗽

胸膜腔内气体刺激胸膜，患者可伴刺激性咳嗽。

（二）体征

取决于积气量的多少和是否伴有胸腔积液。

1. 少量气胸

体征不明显。

2. 大量气胸时的体征

①视诊、触诊：呼吸增快、呼吸运动减弱、发绀、患侧胸部膨隆、气管向健侧移位、肋间隙增宽、语颤减弱。②听诊、叩诊：过清音或鼓音，心浊音界缩小或消失，右侧气胸时肝浊音界下降；患侧呼吸音减弱或消失，右侧气胸时肝浊音界下降。③Hamman 征：左侧气胸或并发纵隔气肿时，在左心缘处听到与心脏搏动一致的气泡破裂音，患侧呼吸音减弱或消失。

3. 液气胸

听诊可闻及胸内振水声。血气胸如失血量过多或张力性气胸发生循环障碍时，可出现血压下降或休克。

如果自发性气胸患者的呼吸频率低于 24 次/分，心率 60~120 次/分，血压正常，呼吸室内空气 $SaO_2>90\%$，两次说话间说话成句，称为稳定型气胸，否则为不稳定型。

【实验室及其他检查】

（一）胸部 X 线检查

胸部 X 线检查是诊断气胸的重要方法。X 线显示被压缩的肺边缘见气胸线，肺边缘呈外凸弧形线状阴影，线外透亮度增强，无肺纹理，线内为压缩的肺组织。大量积气时，X 线可见肺被压向肺门，纵隔和心脏向健侧移位。合并积液或积血时，可见气液平面。

（二）胸部 CT

表现为胸膜腔内极低密度气体影，伴有肺组织不同程度的萎缩改变。

【诊断要点】

（1）突发性胸痛伴呼吸困难及相应的气胸体征，可初步诊断。
（2）X 线胸片或 CT 显示气胸线可确诊。
（3）患侧胸腔体征最明显处穿刺抽出气体，可确诊。

【处理原则】

促进患侧肺复张、消除病因及减少复发是气胸的基本治疗原则。主要治疗方法有保守治疗、胸膜腔减压、经胸腔镜手术或开胸手术等。应根据气胸的病因、类型、发生频率、肺压缩程度、病情程度及有无并发症选择适当的治疗方法。部分轻症患者经保守治疗可以痊愈，但大多数患者需做胸腔减压，10%~20% 的患者需手术治疗。

（一）保守治疗

适用于首次发生的症状较轻、稳定型少量气胸的闭合性气胸。具体方法如下。

1. 严格卧床休息

密切监测病情变化，尤其在气胸发生后 24~48 h 内更应特别监护。酌情给予镇静、镇痛等药物，积极治疗肺基础疾病。

2. 经面罩高浓度吸氧

经面罩高浓度吸氧，10 L/min，但需注意不能长时间吸入以免发生氧中毒。高浓度吸氧一般每次 20~30 min，每天 2 次，以加快胸膜腔内气体吸收。少量气胸可通过胸膜腔内气体分压和肺毛细血管内气体分压存在的压差而自行吸收。

3. 手术

以下情况不主张保守治疗年龄偏大，且合并 COPD、胸膜破裂口愈合慢、呼吸困难等严重症状者，即使气胸量较少，原则上亦不主张保守治疗。

（二）排气疗法

1. 胸膜腔穿刺抽气

适用于少量气胸（20%以下）、呼吸困难较轻、心肺功能尚好的闭合性气胸的患者。

（1）穿刺方法

选择患侧胸部锁骨中线第二肋间为穿刺点（局限性气胸除外）。皮肤消毒后用气胸针或细导丝直接穿刺入胸腔，针头连接 50 ml 或 100 ml 注射器，抽气并测压，1 次抽气量不宜超过 1000 ml，每天或隔天抽气 1 次。

（2）张力性气胸患者的穿刺急救方法

张力性气胸的患者病情危急，应迅速解除胸膜腔内正压以避免发生严重并发症，紧急情况下立即将无菌粗针头经患侧肋间插入胸膜腔，使胸膜腔内气体排出。亦可将橡皮指套扎在该粗针头的尾部，在指套顶端剪一裂缝，使高压气体从小裂缝排出，待胸膜腔内压减至负压时，套囊塌陷，裂缝关闭，外界空气即不能进入胸腔。

2. 胸腔闭式引流

胸腔闭式引流是将引流管一端放入胸腔内，另一端接入比其位置更低的水封瓶，以便排出胸膜腔内积气、血液和渗液或收集胸腔内的液体的方法，从而重建胸膜腔负压，使肺复张，保持纵隔的正常位置，促进肺复苏。胸腔闭式引流广泛应用于气胸、血胸、脓胸的引流及开胸术后。在治疗气胸时主要适用于不稳定型气胸，呼吸困难明显、经胸腔穿刺术治疗后肺无法复张者、肺压缩程度较重、交通性或张力性气胸、反复发生气胸的患者，无论气胸容量多少，均应尽早行胸腔闭式引流。

（1）置管部位

一般取锁骨中线外侧第 2 肋间或腋前线第 4—5 肋间作为穿刺点，如果是局限性气胸或有胸腔积液的患者则需经 X 线胸片定位来选择适当部位插管。

（2）导管的选择

如果用于排气，宜选择质地较软，既能引流、又可减少局部刺激和疼痛的塑胶管；如果用于排液，应选择质地较硬、不易打折和堵塞的橡胶管。大多数患者选择 16~22 F 导管，如果行机械通气者或有支气管胸膜瘘的患者，应选择 24~28 F 的大导管。

（3）胸膜腔引流的装置

传统的胸腔闭式引流装置有单瓶、双瓶和三瓶 3 种，目前临床应用的是各种一次性使用的胸膜腔引流装置。

（4）方法

插管前，先在选定部位用气胸箱测定胸膜腔内压力以了解气胸类型，然后在无菌、局部麻醉（局麻）下将引流导管经胸部切口插入胸膜腔。导管固定后，另一端连接单向活瓣，或置于水封瓶的水面下 1~2 cm。插管成功后则从导管持续逸出气泡，呼吸困难迅速缓解，压缩的肺可在几小时至数天内复张。对肺压缩严重，时间较长的患者，插管后应夹住引流管分次引流，避免胸膜腔内压力骤降产生肺复张后肺水肿。闭式负压吸引宜连续，如经 12 h 后肺仍未复张，应查找原因。如未见气泡溢出 1~2 d，患者气胸症状消失，X 线胸片见肺已全部复张时，可以拔除导管。有时虽未见气泡冒出水面，但患者症状缓解不明显，应考虑为导管不通畅，或部分划出胸膜腔，需及时更换导管或做其他处理。

（三）化学性胸膜固定术

气胸复发率高，为了预防复发，可将硬化剂注入胸膜腔内，使胸膜腔发生无菌性胸膜炎症，导致脏层和壁层胸膜粘连，从而消灭胸膜腔间隙。常用的硬化剂有多西环素、滑石粉等。

适应证：适应于不宜手术或拒绝手术的下列患者：持续性或复发性气胸；双侧气胸；合并肺大疱；肺功能不全，不能耐受手术者。根据气胸的类型、病因、发生气胸的频次、肺压缩程度、病情状态及有无并发症选择适当的治疗方法。

注意事项：①胸腔注入硬化剂前，尽可能使肺完全复张；②密切观察不良反应，如胸痛、发热、急性呼吸窘迫综合征；③密切观察 1~3 d，经 X 线胸片证实气胸已吸收，可拔除引流管。

（四）手术治疗

主要适用于长期气胸、血气胸、双侧气胸、复发性气胸、张力性气胸引流失败、双侧自发性气胸、胸膜增厚致肺膨胀不全或多发性肺大疱者。主要的手术方法如下。

1. 胸腔镜

胸腔镜具有微创、安全的优点。例如，经胸腔镜行直视下粘连带烧断术，促使受牵拉的破口关闭；Nd-YAG 激光或二氧化碳激光烧灼小于 20 mm 的肺大疱；电视辅助胸腔镜手术可行肺大疱结扎、肺段或肺叶切除。

2. 开胸手术

开胸行破口修补术、肺大疱结扎术。手术治疗的成功率高，复发率低。

（五）并发症处理

1. 脓气胸

积极应用有效抗生素，插管引流，胸腔内生理盐水冲洗，必要时手术治疗。

2. 血气胸

气胸伴胸膜腔内出血与胸膜粘连带内血管断裂有关，肺完全复张后，出血多可自行停止，如果出血不止，可行抽气排液及适当补液或开胸结扎出血的血管。

3. 纵隔气肿或皮下气肿

纵隔气肿及皮下气肿随胸腔内气体的排出减压而自行吸收。高浓度吸氧可增加纵隔内氧气浓度，利于气肿消散。如果纵隔气肿张力过高影响呼吸及循环功能，可行胸骨上窝切开排气。

【护理诊断/问题】

（一）潜在并发症

严重缺氧、循环衰竭、血气胸。

（二）低效性呼吸形态

与胸膜腔内积气压迫肺导致的限制性通气功能障碍有关。

（三）疼痛：胸痛

与脏层胸膜破裂、引流管置入有关。

（四）焦虑

与呼吸困难、胸痛、气胸复发、胸腔穿刺或胸腔闭式引流术有关。

（五）活动无耐力

与日常活动时供氧不足有关。

【护理措施】

（一）一般护理

1. 休息与活动

急性自发性气胸的患者应绝对卧床休息，避免用力、屏气、咳嗽等增加胸膜腔内压的动作。血压平稳者取半坐位，有利于呼吸、咳嗽排痰及胸腔引流。患者卧床期间，应协助其每 2 h 翻身 1 次，翻身时应注意防止胸腔引流管脱落。

2. 饮食护理

给高热量、高蛋白、高维生素、富含纤维素、易消化的食物；禁烟酒、辛辣等刺激性食物。

（二）病情观察

密切监护患者的生命体征，特别是呼吸频率、节律、深度、呼吸困难和缺氧的情况、胸腔引流的情况、治疗后患侧呼吸音的变化；大量抽气或行胸腔闭式引流术的患者，如果呼吸困难缓解后再次出现呼吸困难加重、胸闷，并伴有咳嗽加剧、患侧肺部湿啰音，应考虑复张性肺水肿的可能，需立即报告医生，紧急处理。

（三）症状体征护理

1. 疼痛

尽量避免咳嗽，必要时给镇咳药；胸痛剧烈时，遵医嘱给予镇痛药。

2. 呼吸困难

给予适当的氧疗，高浓度吸氧可加快胸膜腔内气体的吸收。根据患者缺氧的程度选择适当的吸氧方式和吸入氧流量，保证患者的 $SaO_2 > 90\%$。

（四）心理护理

气胸患者多为急诊入院，尤其是初患病者，由于缺乏疾病的相关知识，常感惶恐不安；而疼痛和呼吸困难更加重患者的紧张、焦虑、恐惧情绪，增加耗氧量，加重呼吸困难和缺氧。因此护理患者时要态度和蔼，语言亲切，简要介绍疾病的相关知识、主要的治疗方法和治疗效果，帮助其树立康复的信心，积极配合治疗。当患者呼吸困难严重时应尽量陪伴、体贴安慰患者，及时回应其需求。即使在紧急情况下，对意识清醒的患者，也要在实施操作的同时用简单明了的语言解释操作目的和效果，避免只顾执行治疗性护理而忽视患者的心理状态。胸痛较重者，遵医嘱给予镇痛药，以缓解疼痛，减轻患者的紧张、恐惧心理。

（五）经胸腔闭式引流排气的护理

1. 向患者解释

向患者简要说明排气疗法的目的、意义、过程及注意事项，以取得患者的理解与配合。严格检查引流管是否通畅和整套胸腔闭式引流装置是否密闭。水封瓶内需注入适量无菌蒸馏水或生理盐水，标记液面水平。为了确保患者的胸腔和引流装置之间为一密闭系统，并使胸膜腔内压力保持在 $1 \sim 2$ cmH$_2$O，需将连接胸腔引流管的玻璃管一端置于水面下 $1 \sim 2$ cm。引流瓶塞上的另一端玻璃管为排气管，其下端应距离液面 5 cm 以上。如同时引流液体时，需在水封瓶之前增加一贮液瓶，使液体引流入贮液瓶中，确保水封瓶液面的恒定。为了防止负压过大造成肺损伤，确保患者的安全，需在水封与负压吸引之间增加一调压瓶。调压瓶内加入适量的无菌蒸馏水或生理盐水，根据所需负压将调压瓶中的调节管末端保持在水面下 $10 \sim 20$ cm 处，如果吸引器产生的负压过大，外界空气可以经压力调节管进入调压瓶内，确保胸腔所承受的吸引负压不会超过设置值。

2. 保证有效的引流

①确保引流装置安全：引流瓶宜放在患者不易踢到的地方，液面低于胸腔出口平面 60 cm 处，妥善固定引流瓶于床旁，留出适宜长度引流管，以便于患者翻身活动，避免引流管扭曲、折叠、受压。引流瓶的长玻璃管应置于水平面下 $3 \sim 4$ cm。②观察引流管通畅情况：密切观察引流管内的水柱是否随呼吸上下波动（一般 $4 \sim 10$ cmH$_2$O）及有无气体自水封瓶液面逸出。必要时，可请患者做深呼吸或咳嗽。如有波动，表明引流通畅。若水柱波动不明显，液面无气体逸出，患者无胸闷、呼吸困难，可能肺组织已复张。若患者呼吸困难加重，出现发绀、大汗、胸闷、气管偏向健侧等症状，应立即通知医生紧急处理。如同时引流液体，应观察和记录引流液的量、色和性状。③防止胸腔积液或渗出物堵塞引流管：引流液黏稠或引流血液时，应根据病情定时捏挤引流管（由胸腔端向引流瓶端的方向挤压）。④防止意外：搬动患者时，为防止在搬动过程中发生引流管滑脱、漏

气或引流液反流等意外情况，应用两把血管钳将引流管双重夹紧。若胸腔引流管不慎滑出胸腔，应嘱患者呼气，立即用手捏闭伤口皮肤，消毒处理后时用凡士林纱布封闭伤口，再协助医生进一步处理。

3. 引流装置及伤口护理

严格执行无菌操作，引流瓶上的排气管外端应用 1~2 层纱布包扎好，避免空气中尘埃或脏物进入引流瓶内。如果使用一次性闭式引流系统，需每天更换引流瓶，更换时应注意连接管和接头处的消毒，更换前用双钳夹紧引流管近心端，更换完毕检查无误后再放开，防止气体进入胸腔。伤口敷料每 1~2 d 更换 1 次，有分泌物渗湿或污染时及时更换。

4. 肺功能锻炼

为促进受压萎陷的肺扩张，加速胸膜腔内气体排出，促进肺尽早复张，应鼓励患者每 2 h 进行 1 次深呼吸、咳嗽和吹气球练习，但应避免剧烈咳嗽。

5. 拔管护理

评估患者是否具有引流管拔除指征，如引流管无气体逸出且患者无呼吸困难等症状 1~2 d 后，夹闭引流管 1 d，患者无气急、呼吸困难，X 线显示肺已全部复张，可拔除引流管。拔管后注意观察患者有无胸闷、呼吸困难、切口处漏气、渗出、出血、皮下气肿等情况，如发现异常及时处理。

（六）健康教育

1. 疾病知识指导

向患者介绍自发性气胸的主要病因，强调遵医嘱积极治疗肺基础疾病对预防气胸复发的重要性。

2. 避免气胸诱发因素

①指导其适当活动：注意劳逸结合，嘱患者在气胸痊愈后 1 个月内避免抬举重物和剧烈运动，避免屏气。②清淡饮食，保持排便通畅。③保持心情舒畅，避免紧张、悲观、暴怒等负性情绪。④指导吸烟者戒烟，预防上呼吸道感染，避免

剧烈咳嗽。

3. 病情自我监测指导

告诉患者一旦突发性胸痛，随即感胸闷，呼吸困难时，可能为气胸复发，应及时就诊。